Karolina Knobel

Über die Autorin:

Karolina Knobel, eine stolze Mutter, hat beschlossen, ein Buch für werdende Mütter zu schreiben. In ihrer Elternzeit, möchte sie ihr Wissen und ihre Erfahrungen teilen, um anderen Müttern Freude, Struktur und Erleichterung zu bringen.

Meine Schwangerschaft

Dein treuer Begleiter rund um Schwangerschaft, Geburt und

Baby.

Bibliografische Information der Deutschen Nationalbibliothek: Die Deutsche Nationalbibliothek verzeichnet diese Publikation in der Deutschen Nationalbibliografie; detaillierte bibliografische Daten sind im Internet über dnb.dnb.de abrufbar

Die automatisierte Analyse des Werkes, um daraus Informationen insbesondere über Muster, Trends und Korrelationen gemäß §44b UrhG („Text und Data Mining") zu gewinnen, ist untersagt.

Herstellung und Verlag: BoD – Books on Demand, Norderstedt

ISBN: 978-3-7597-3547-8

Inhalt

Buch Idee

Die Schwangerschaft und die Geburt bringen sehr viele Ungewissheiten mit sich, und es bleibt wenig Platz, um diese besondere Zeit in vollen Zügen zu genießen. Eine Schwangerschaft ist wohl eines der intensivsten Gefühle und die größte Veränderung im Leben einer Frau.

Ich möchte mit diesem Buch allen werdenden Müttern und Lesern mehr Sicherheit während der Schwangerschaft geben. Durch Inhalte wie Checklisten, Tipps und persönliche Erfahrungen entsteht ein roter Faden, welcher für die werdende Mama ein täglicher Begleiter sein wird.

In diesem Buch werden wichtige Themen wie Gesundheit, Ernährung, Vorbereitung auf die Geburt, emotionaler Zustand und vieles mehr behandelt. Es bietet praktische Ratschläge und unterstützt dabei, sich auf das Eltern sein vorzubereiten.

Zusätzlich werden auch persönliche Erfahrungen geteilt, um ein Gefühl der Unterstützung zu schaffen. Denn jede Schwangerschaft ist einzigartig, und es ist wichtig zu wissen, dass man mit seinen Ängsten, Fragen und Zweifeln nicht alleine ist.

Ich will werdenden Müttern die nötigen Informationen geben, damit sie diese aufregende Zeit in vollen Zügen genießen und sich auf die Ankunft ihres kleinen Babys freuen können.

Meine Schwangerschaft

Name Mama: _____

Name Baby: _____

Entbindungstermin: _____

Geburtsdatum: _____

Datum erstes
Ultraschallbild: _____

Wichtige Nummern

Frauenarzt: ●━━━━━━━━━━━━━━●

Kinderarzt: ●━━━━━━━━━━━━━━●

Geburtsklinik: ●━━━━━━━━━━━━━━●

Hebamme: ●━━━━━━━━━━━━━━●

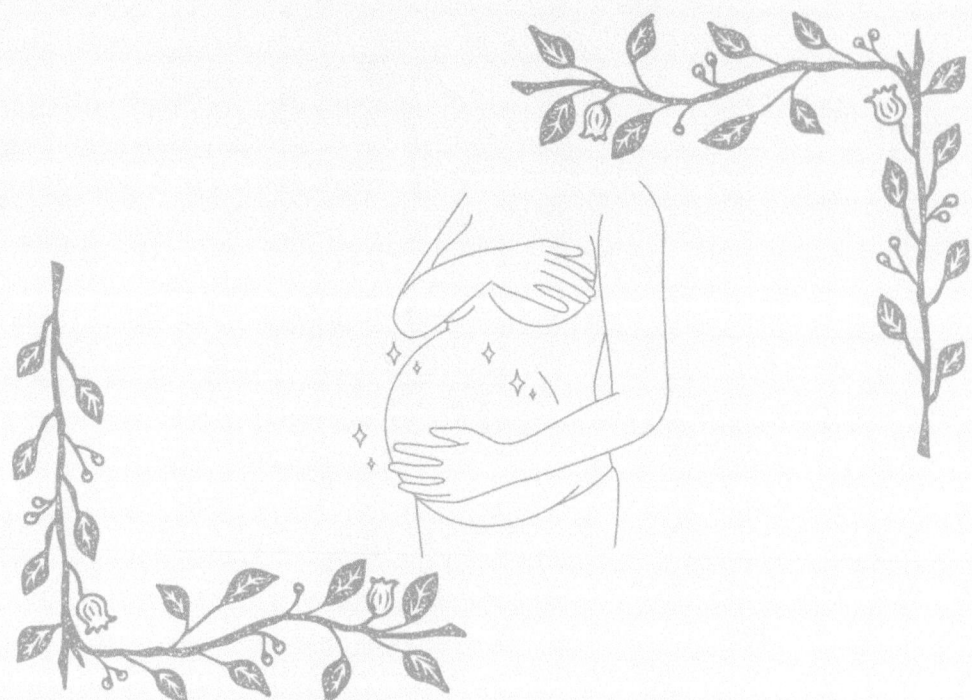

Datum erstes
Babybauch Bild: ●━━━━━━━━━━━━━━●

Meine Schwangerschaft

So habe ich meine Schwangerschaft bemerkt:

_____

_____

_____

_____

_____

_____

_____

_____

_____

Woche:

◄——————————————————►

Mein Bauchumfang und Gewicht:

◄——————————————————►

Meine Schwangerschaft

so hat Papa reagiert:

_____

_____

_____

_____

_____

_____

_____

_____

so haben Omas und Opas reagiert:

_____

_____

_____

_____

_____

_____

_____

_____

family

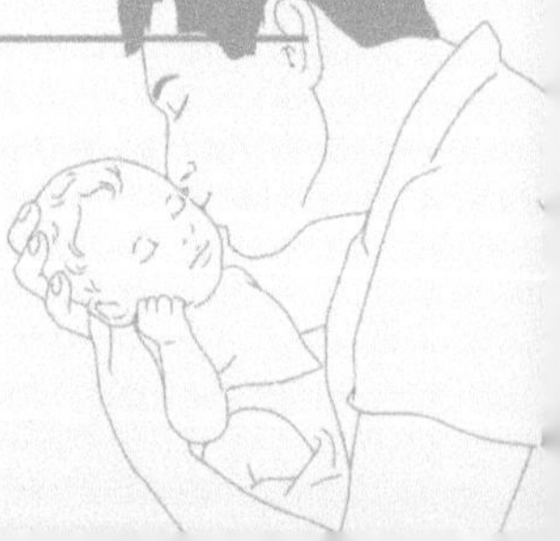

Meine Schwangerschaft

so hat _____ reagiert:

_____

_____

_____

_____

_____

_____

_____

_____

so hat _____ reagiert:

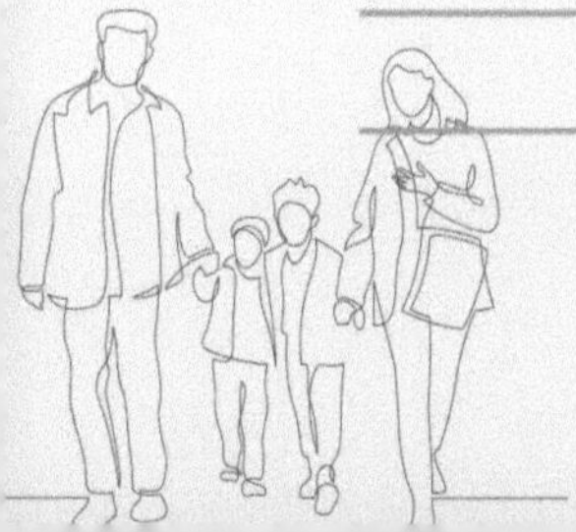

_____

_____

_____

_____

_____

_____

_____

_____

Mädchen Namen

Mamas Favoriten:

_____

_____

_____

_____

_____

_____

Papas Favoriten:

_____

_____

_____

_____

_____

_____

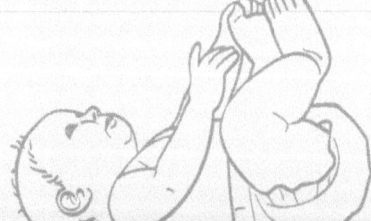

Jungen Namen

Mamas Favoriten:

_____

_____

_____

_____

_____

_____

Papas Favoriten:

_____

_____

_____

_____

_____

_____

Vorbereitungen

You got this !

Vorsorgeuntersuchungen

1. 8 SSW

2. 12 SSW

3. 16 SSW

4. 20 SSW

5. 24 SSW

6. 28 SSW

7. 32 SSW

8. 34 SSW

9. 36 SSW

10. 38 SSW

11. 40 SSW

Vorsorgeuntersuchungen

☐ 1. Schwangerschaftswoche (SSW) E.T festlegen, Embryo Untersuchung, Lage der Plazenta

☐ 2. SSW erster Ultraschall

☐ 3. SSW Ersttrimester Screening (Nackentransparenz-Messung), NIPT

☐ 4. SSW zweite (große) Ultraschall Untersuchung, Geschlechtsbestimmung

☐ 5. SSW oraler Glucosetoleranztest (OGtt)

☐ 6. SSW Blutuntersuchung, Impfung (Anti-D-Immuglobin)

☐ 7. SSW dritter Ultraschall, Hepatitis B Bluttest

☐ 8. SSW Lage des Kindes, evtl. CTG

☐ 9. SSW regelmäßige diagnostische Untersuchungen

☐ 10. SSW regelmäßige diagnostische Untersuchungen

☐ 11. SSW regelmäßige diagnostische Untersuchungen, Gesundheitszustand Kind

Erledigungen 1. Trimester
(SSW 1-13)

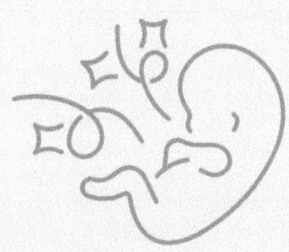

☐ Verheiratete und eingetragene Lebenspartner?
Überprüfe deine Steuerklasse (SSW 1-6)

☐ Prüfe deine Krankenkassenleistungen (SSW 7)

☐ Frauenarzt Besuch (SSW 7)

☐ Hebamme (SSW 7-10)

☐ Anmeldung Vorbereitungskurs (SSW 12)

☐ Nabelschnurblut Einlagerung? (SSW 13-20)

☐ Baby Erstausstattung kaufen (ab 12 SSW)

Erledigungen 2. Trimester (SSW 14-26)

<u>Was und welche Woche?</u>

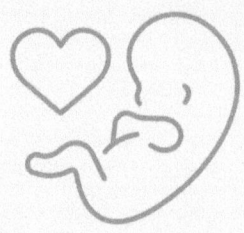

- [ ] Nabelschnurblut Einlagerung? (SSW 13-20)

- [ ] Arbeitgeber über Schwangerschaft informieren

- [ ] Geburtsklinken (Info-Abend besuchen) - (nicht zu verwechseln mit der Klinikanmeldung)

- [ ] Sorgeerklärung beim Jugendamt (SSW 18)

- [ ] Vaterschaftsanerkennung (SSW 19/20)

- [ ] Kinderarztsuche (SSW 18)

- [ ] Informiere dich über Kita Plätze

- [ ] Gespräch Geburtsklinik (SSW 19-33)

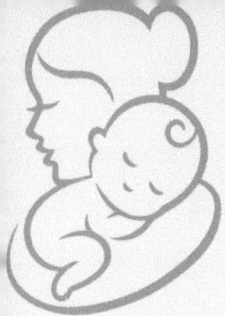

Erledigungen 3. Trimester (SSW 27-40)

Was und welche Woche?

☐ Antrag Elterngeld (SSW 31-33)

☐ Antrag Kindergeld (SSW 30-35)

☐ Taufe planen (SSW 35-37)

☐ Antrag Mutterschaftsgeld (SSW 33/34)

☐ Schwangerschaftsbescheinigung für die Krankenkasse (SSW 33/34)

☐ Kliniktasche packen (SSW 37)

☐ Mutterschutz (SSW 35)

☐ Geburtsvorbereitung (SSW 35)

☐ Datteln (SSW 36)

☐ Himbeerblättertee (SSW 37)

☐ Dammmassagen (SSW 36)

☐ Nachtkerzen Öl (SSW 38)

To-Do Liste

VOR DER GEBURT

- [ ] Krankenkassenleistungen prüfen

- [ ] Hebamme suchen

- [ ] Arbeitgeber über die Schwangerschaft Informieren

- [ ] Auswahl Geburtsort und Anmeldung

- [ ] Vaterschafsanerkennung

- [ ] Sorgeerklärung

- [ ] Antrag Mutterschaftsgeld

- [ ] Kinderarzt suchen

- [ ] Kita/Tagesbetreuung suchen

- [ ] Antrag Elternzeit

- [ ] Antrag Elterngeld

- [ ] Anmeldung Geburtskurs/Rückbildungskurs

- [ ] Berufsunfähigkeitsversicherung prüfen

To-Do Liste

NACH DER GEBURT

- [ ] Beantragung der Geburtsurkunde

- [ ] Elterngeld beantragen

- [ ] Kindergeld beantragen

- [ ] Mutterschaftsgeld

- [ ] Anmeldung bei der Krankenkasse

- [ ] Kita Gutschein beantragen

- [ ] Postnatale Termine

- [ ] Kinderarzttermin

- [ ] Notfallnummern notieren

- [ ] Optional: Termin für Taufe

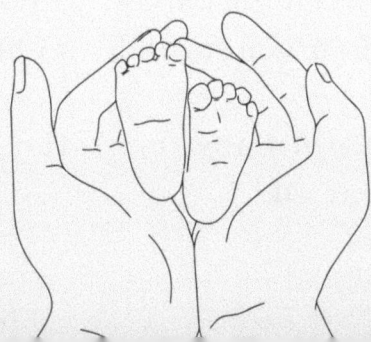

Einkaufen

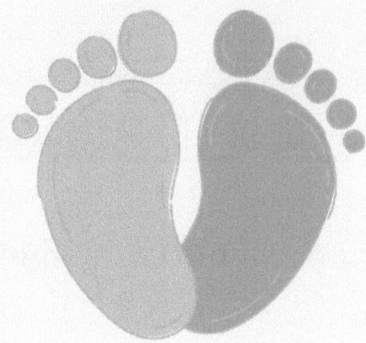

Durchschnittliche Größe bei der Geburt:
Mädchen: 49,1 cm
Jungs: 49,9 cm

Kleidergröße 50 | 47 bis 50 cm | 0-1 Monat
Kleidergröße 56 | 51 bis 56 cm | 1-2 Monate
Kleidergröße 62 | 57 bis 62 cm | 3-4 Monate

Das Baby wird bereits von Freunden und der
Familie sehnsüchtig erwartet und Sie werden
zahlreiche Geschenke zur Geburt machen.
Daher ist es ratsam, vorerst nur das Allernötigste
einzukaufen, auch wenn es manchmal schwerfällt.
Es wäre schade, zu viele Bodys, Strampler und
weitere Klamotten zu haben, welche das Baby nach
ein paar Wochen schon nicht mehr tragen kann.

Immerhin legt ein Baby im ersten Vierteljahr etwa
3 cm pro Monat zu.

Baby-must-haves für die ersten zwei Monate

SOMMERBABY

- [ ] 4 Bodys Größe 56-62 Kurzarm
- [ ] 4 Strampler mit Füßen Größe 56-62
- [ ] 2 Jacke oder Langarmshirts Größe 56-62
- [ ] 2 Paar lange Socken
- [ ] 1 dünne Baumwollmütze
- [ ] 1 Babydecke nur für tagsüber

WINTERBABY

- [ ] 4 Bodys Größe 56-62 Langarm
- [ ] 4 Strampler mit Füßen Größe 56-62
- [ ] 2 Strumpfhosen
- [ ] 2 Paar dicke und lange Socken (über die Strumpfhose)
- [ ] 2 Jäckchen oder Pullover
- [ ] 1 Warme Mütze
- [ ] 1 Babydecke nur für tagsüber
- [ ] 1 Warmer Overall
- [ ] 1 Wintersack oder Lammfell für den Kinderwagen

BABYPFLEGE

- [ ] 1 Babynagelfeile
- [ ] 10 Mullwindeln
- [ ] 1 Badewanne oder ein großes Waschbecken
- [ ] 1 dünner Waschlappen
- [ ] 1 Badethermometer
- [ ] 1 Wundschutz-Creme und Babyöl
- [ ] 1 Babyhaarburste

SCHLAFPLATZ

- [ ] Stubenwagen, Balkonbettchen oder Gitterbett
- [ ] Babymatratze
- [ ] Bettlaken
- [ ] Sommer- oder Winterschlafsack für nachts
- [ ] Schlafanzüge Größe 56 und 62

WICKELSTATION

- [ ] 1 Wickelkommode oder Wickeltisch, hüfthoch
- [ ] 2 waschbare Wickelauflagen oder Handtücher
- [ ] Heizstrahler, wenn der Wickelplatz sehr kühl ist
- [ ] Packungen Windeln für Neugeborene
- [ ] Packungen Feucht- oder Pflegetücher
- [ ] 1 Tasche mit Wickelausrüstung für unterwegs

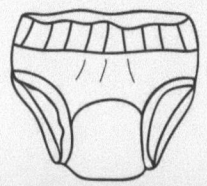

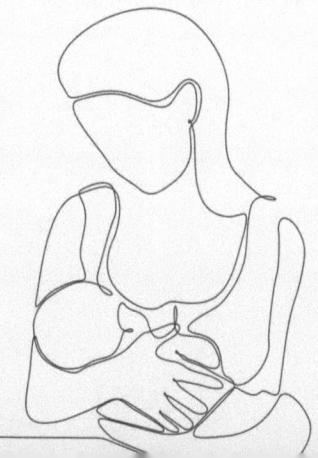

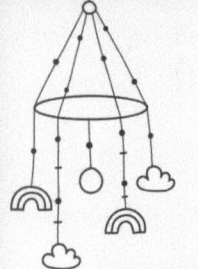
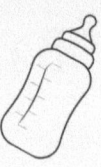

Erstausstattung

KLAMOTTEN

- [ ] je 6 Bodies in 56,62,68
- [ ] 4 langärmelige OT
- [ ] 2 Strickjacken
- [ ] 5-6 Strampler
- [ ] 2 Strumpfhosen
- [ ] 2 dünne Socken
- [ ] 1 Paar dicke Socken
- [ ] Mützen
- [ ] Fäustlinge
- [ ] Schlafsack
- [ ] Spucktuch

BASICS

- [ ] Beistellbett
- [ ] Wickeltisch
- [ ] Heizstrahler
- [ ] Autositz
- [ ] Kinderwagen
- [ ] Babynest (optional)
- [ ] Babydecke
- [ ] Tragetuch
- [ ] Sound Maschine
- [ ] Spieluhr
- [ ] Stillkissen

SÄUGLINGSPFLEGE

- [ ] Badethermometer
- [ ] Fieberthermometer
- [ ] Badewanne/Einlage
- [ ] Baby Shampoo (optional)
- [ ] Wundcreme
- [ ] Windeleimer
- [ ] Wickelauflage
- [ ] Badetuch mit Kapuze
- [ ] Windeln Größe 1 & 2
- [ ] Elektro Nagelfeile
- [ ] Baby Haarbürste
- [ ] Feuchttücher
- [ ] Mullwindel/Spucktücher
- [ ] Badebürste

MAMA PFLEGE

- [ ] Silberhütchen (optional)
- [ ] Nippel Creme
- [ ] Still BHs
- [ ] Binden/Pads
- [ ] Milchauffangbehälter
- [ ] Wochenbettunterhosen
- [ ] Nachtwäsche fürs leichte Stillen
- [ ] Leicht zu öffnende Oberteile fürs Stillen
- [ ] Milchbeutel (optional)
- [ ] Nachtlicht mit Rotlicht Funktion

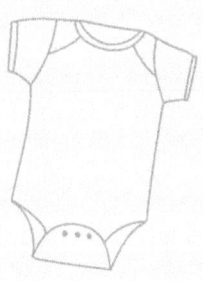

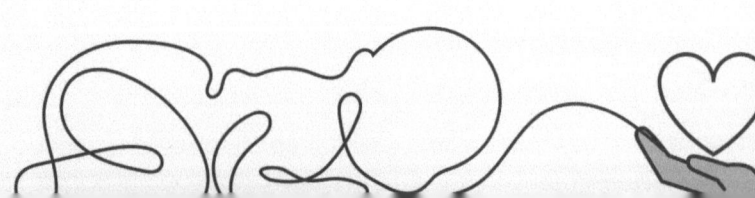

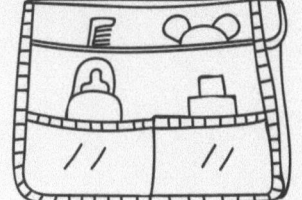

Kliniktasche

BASICS

- [ ] Wasserflasche
- [ ] Handtuch (rot)
- [ ] Buch
- [ ] Haargummi
- [ ] Decke & Kissen
- [ ] Vitamine
- [ ] Augenmaske
- [ ] Dinge zum Entspannen

WICHTIG

- [ ] Mutterpass
- [ ] Kleingeld
- [ ] Geburtsurkunde
- [ ] Personalausweis
- [ ] Versicherungskarte
- [ ] Geburtsplan
- [ ] Vaterschaftsanerkennung

SNACKS

- [ ] Müsliriegel
- [ ] Quetschies
- [ ] Kaugummi
- [ ] Früchte (getrocknet)

SCHUHE

- [ ] Hausschuhe
- [ ] Badeschlappen
- [ ] Bequeme Schuhe

KLAMOTTEN

- [ ] Going Home Outfit
- [ ] Bademantel
- [ ] Pajamas (2)
- [ ] Baby Outfits (2)
- [ ] Socken (3)
- [ ] Altes Shirt (für Geburt)
- [ ] Still BHs (3)
- [ ] Wochenbettunterhosen

ELEKTROGERÄTE

- [ ] Sound Maschine
- [ ] iPad
- [ ] Ladekabel (lang)
- [ ] Kamera
- [ ] Polaroid
- [ ] Verlängerungskabel
- [ ] Kopfhörer
- [ ] Ventilator (Mini)

WASCHTASCHE

- [ ] Zahnbürste
- [ ] Zahnpasta
- [ ] Deodorant
- [ ] Lippenbalsam
- [ ] Shampoo
- [ ] Conditioner
- [ ] Bodywash
- [ ] Facewash
- [ ] Makeup Remover
- [ ] Handcreme
- [ ] Haarbürste
- [ ] Body Lotion
- [ ] Intimdusche
- [ ] Nippel Creme
- [ ] Binden/Pads

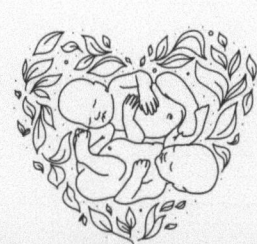

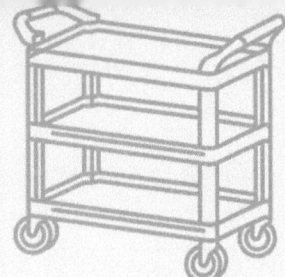

Rollwaagen

BABYFACH

- [ ] Windeln
- [ ] Nagelfeile
- [ ] Haarbürste
- [ ] Wundschutzcreme
- [ ] Schnuller
- [ ] Fieberthermometer
- [ ] White Noise Maschine
- [ ] Spieluhr
- [ ] Feuchttücher
- [ ] Nasensauger
- [ ] Wechselklamotten

STILL/FLASCHENFACH

- [ ] Babyflaschen
- [ ] Muttermilchbeutel
- [ ] Milchpumpe
- [ ] Brustwarzencreme
- [ ] Muttermilchauffangbehälter
- [ ] Stilleinlagen
- [ ] Brustkühlpads
- [ ] Silber Sillhütchen
- [ ] Spucktücher

PFLEGEFACH

- [ ] Snacks (Mama)
- [ ] Labello
- [ ] Desinfektionsspray (Babyfreundlich)
- [ ] Müllbehälter
- [ ] Müllbeutel
- [ ] Wickelunterlage

NOTIZEN

_____
_____
_____
_____
_____
_____
_____

Kliniktasche für Minimalisten

KLINIKTASCHE

- [ ] Personalausweis
- [ ] Mutter-Kind-Pass
- [ ] Versichertenkarte
- [ ] Langes und weites T-Shirt
- [ ] Dicke Socken
- [ ] Haargummi
- [ ] Handy mit Ladekabel
- [ ] Kosmetiktasche
- [ ] Snacks
- [ ] Oberteile, die leicht zu öffnen sind
- [ ] Hausschuhe
- [ ] Lippenpflegestift
- [ ] Still-BH
- [ ] Bequeme Kleidung und Schuhe
- [ ] Münzen für Getränke- oder Snackautomat
- [ ] Heiratsurkunde bei verheirateten Müttern
- [ ] Geburtsurkunde bei unverheirateten Müttern

KLINIKVERSORGUNG

- [ ] Nachthemd
- [ ] Kleidung fürs Baby
- [ ] Snacks

HEIMWEG MIT BABY

- [ ] Body
- [ ] Strampler
- [ ] Jäckchen
- [ ] Mütze
- [ ] Mullwindel
- [ ] Kinderwagen oder Babyschale fürs Auto
- [ ] Decke der Jahreszeit angepasst

NOTIZEN

_____

_____

_____

_____

_____

_____

_____

_____

_____

_____

_____

_____

_____

Mein Babybauch

Ultraschallbilder

Ultraschallbilder

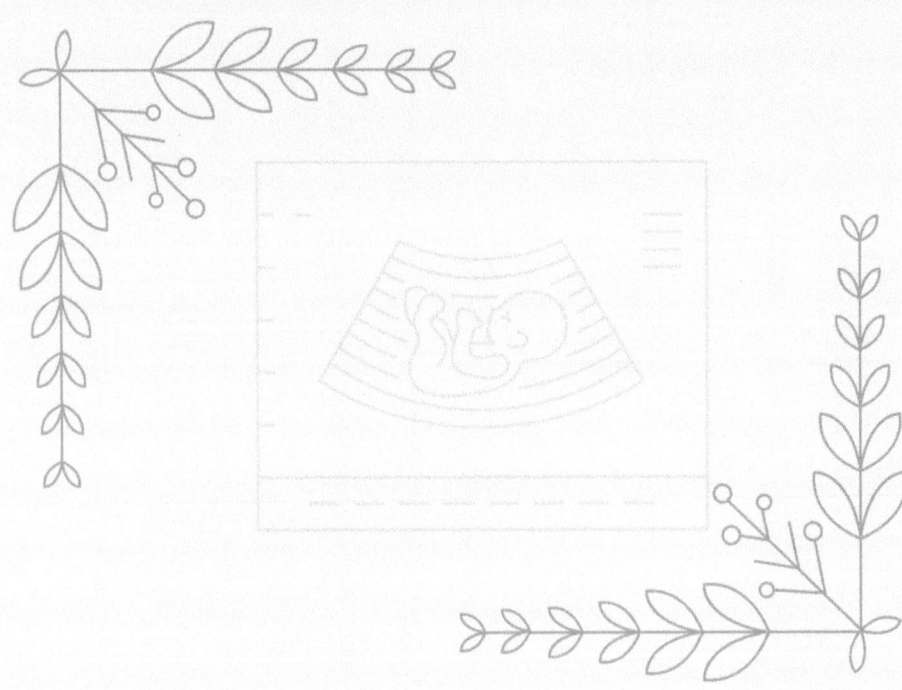

Ultraschallbilder

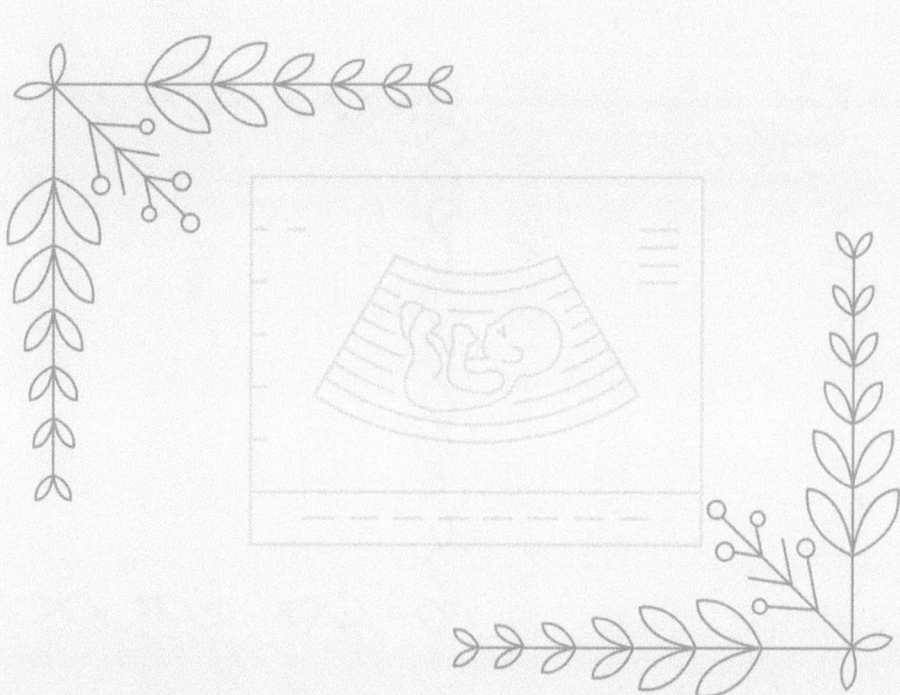

Belly Tracker

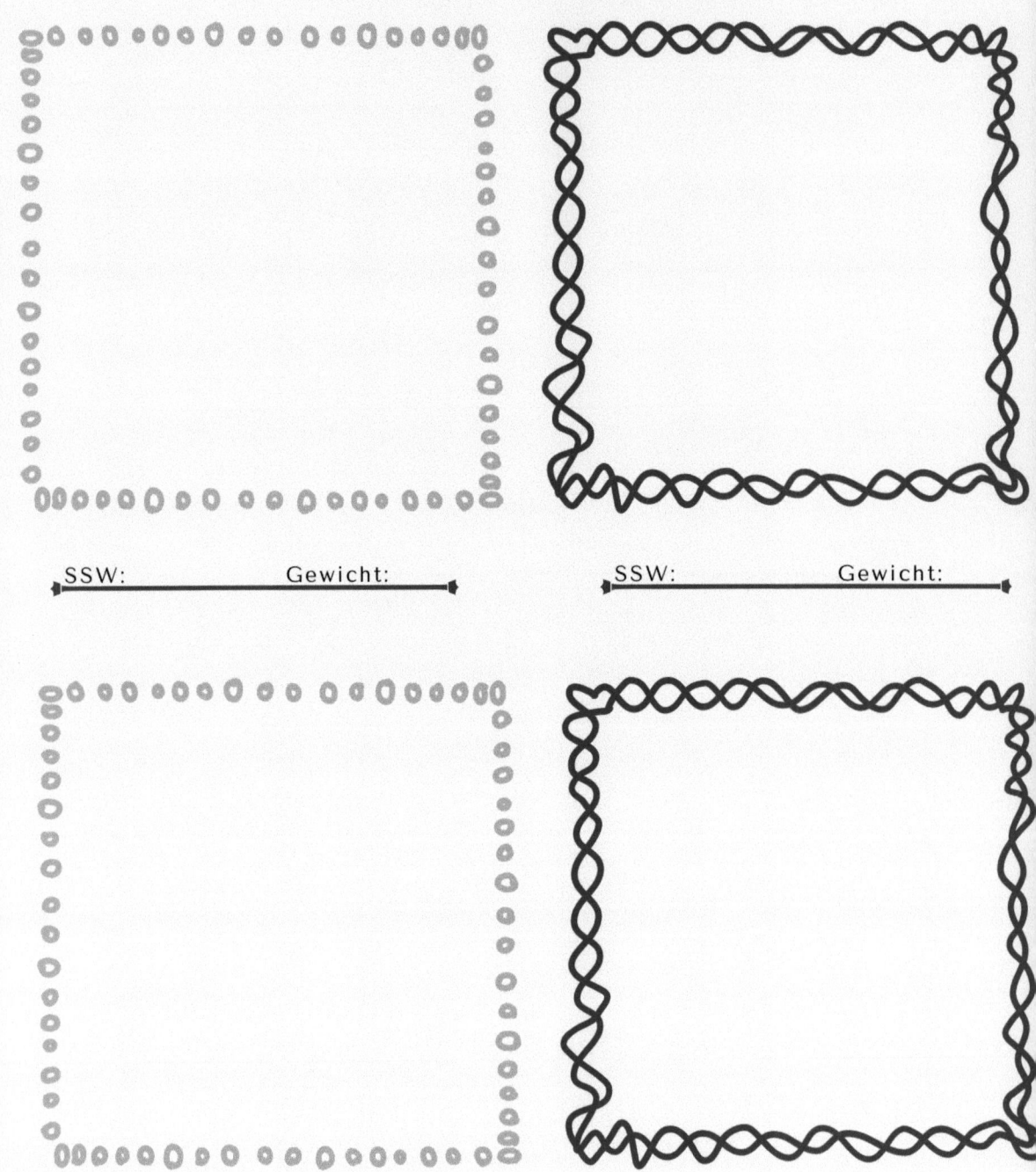

SSW: Gewicht:

SSW: Gewicht:

SSW: Gewicht:

SSW: Gewicht:

Belly Tracker

SSW: _____ Gewicht: _____

SSW: _____ Gewicht: _____

SSW: _____ Gewicht: _____

SSW: _____ Gewicht: _____

Belly Tracker

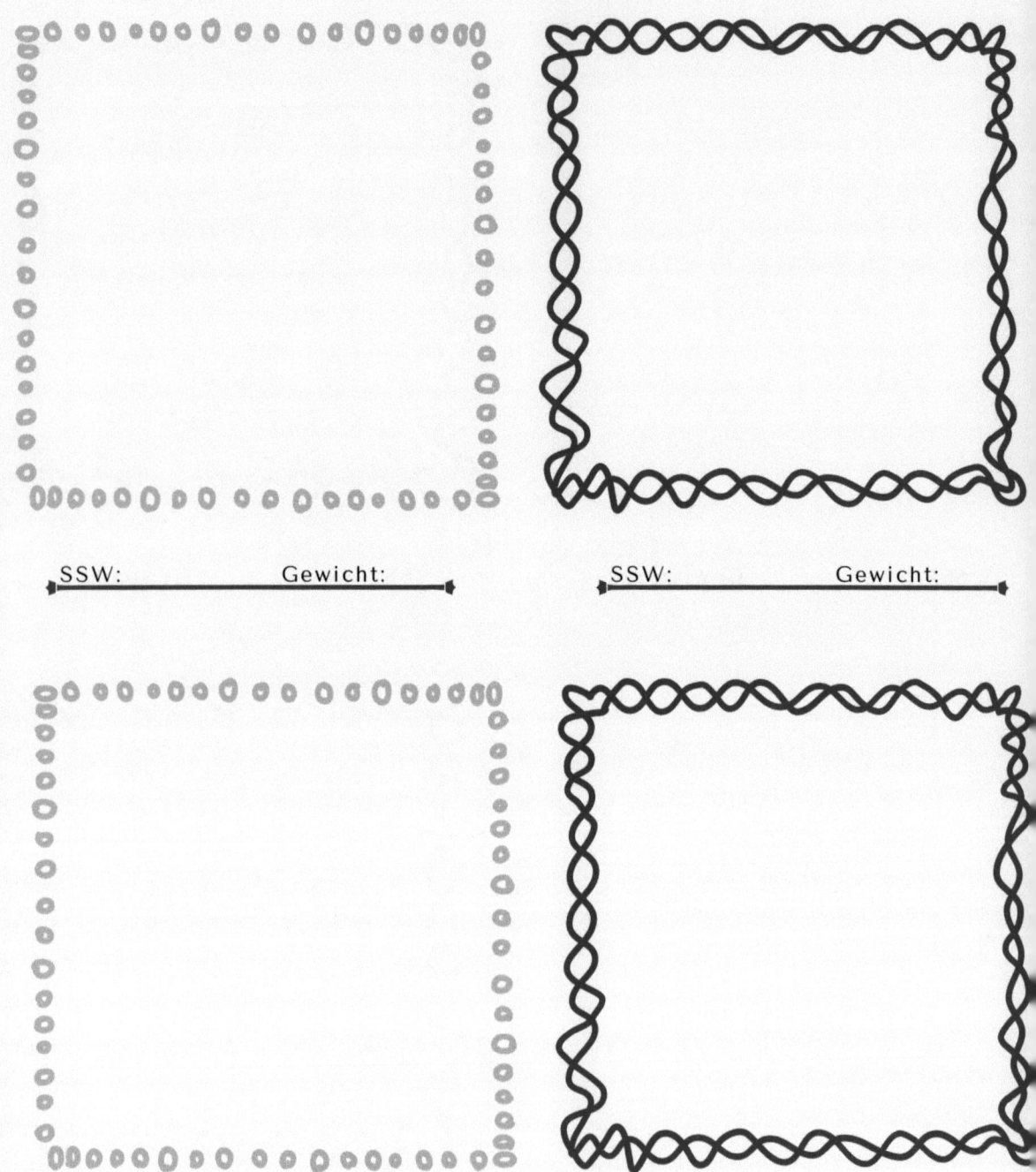

SSW: Gewicht:

SSW: Gewicht:

SSW: Gewicht:

SSW: Gewicht:

Meine Gelüste während der Schwangerschaft:

_____ ♥ _____

_____ ♥ _____

_____ ♥ _____

Meine ersten Symptome:

_____ ♥ _____

_____ ♥ _____

_____ ♥ _____

Nachts träume ich von:

_____ ♥ _____

_____ ♥ _____

_____ ♥ _____

Mein erster Gedanke, als ich das Geschlecht von meinem Baby erfahren habe:

_____ ♥ _____

_____ ♥ _____

_____ ♥ _____

Das war der erste Einkauf für mein Baby:

_____ ♥ _____

_____ ♥ _____

_____ ♥ _____

So habe ich mein Baby zum ersten mal gespürt:

_____ ♥ _____

_____ ♥ _____

_____ ♥ _____

Diese Personen haben mir während der Schwangerschaft sehr geholfen:

_____ ♥ _____

_____ ♥ _____

_____ ♥ _____

Darüber habe ich mir oft Sorgen gemacht:

_____ ♥ _____

_____ ♥ _____

_____ ♥ _____

Unser letzter Urlaub mit Babybauch:

_____ ♥ _____

_____ ♥ _____

_____ ♥ _____

Schwangerschaftsdauer:
9 oder 10 Monate?

Zur Vereinfachung rechnet die Medizin in Mondmonaten.
Diese Monate haben immer 28 Tage (4 x 7 Wochentage) und sind daher um 2-3 Tage kürzer als ein Kalendermonat.
Die durchschnittliche Schwangerschaft dauert somit 10 Mondmonate oder 9 Kalendermonate.

Informationen zum Wachstumsverlauf und zur Gewichtszunahme des Babys.
Jede Schwangerschaft folgt einem individuellen Verlauf. Die Entwicklung eines Babys kann von Normen abweichen, da diese nur einen Durchschnittswert widerspiegeln.

Je weiter eine Schwangerschaft fortgeschritten ist, desto ungenauer werden die Angaben betreffend Größe und Gewicht. Das Baby kann ab einer gewissen Körperlänge bei einer Ultraschalluntersuchung gar nicht mehr vollständig erfasst werden. Anhand von verschiedenen Hinweisen werden daher die Zentimeter und Kilos nur mehr geschätzt.

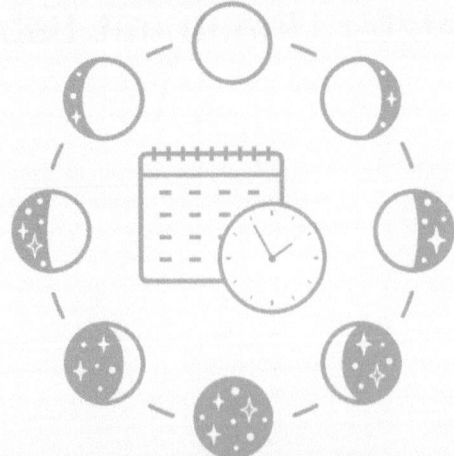

Der Mutterpass

Serologische Untersuchungen

Antikörpersuchtest: Klärt, ob die Mutter Antikörper gegen das Blut deines Babys gebildet hat

Röteln- HAH- Test: Klärt, ob genügend Antikörper gegen eine Rötelnerkrankung der Mutter vorhanden sind

Hbs-Antigen-Test: prüft, ob Hepatitis-B-Viren im Blut der Mutter sind

LSR: Weist mögliche bakterielle Erreger der Syphilis im Blut der Mutter nach

Das Gravidogramm ist die grafische Darstellung meines Schwangerschaftsverlaufes

Fundusstand: Gibt die obere Begrenzung der Gebärmutter an (z.B. N+2QF bedeutet 2 Querfinger über dem Nabel

Ödeme: Wassereinlagerungen

Varikosis: Krampfadern

RR systolisch/diastolisch: Oberer und unterer Blutdruckwert

Hb (Eryl): Blutuntersuchung zur Feststellung der Eisenversorgung

Sediment: Untersuchungsergebnis des Urins

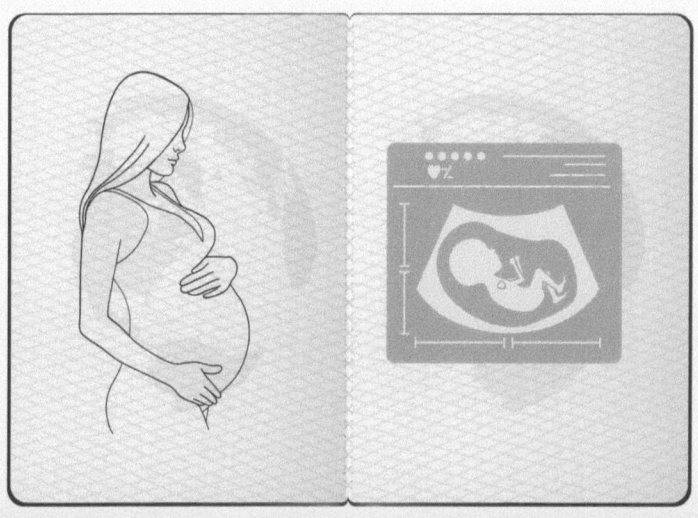

Begriffe und Abkürzungen aus dem Mutterpass

Spontangeburt (SP): Geburt ohne medizinischen Eingriff in den Geburtsverlauf

Sectio caesarea (S): Kaiserschnitt

Vaginal Operative Entbindung (Vag. Op): Zangen- oder Saugglockengeburt

Abort: Fehlgeburt

Abruptio: Abtreibung

EU: Extrauterine Schwangerschaft, Schwangerschaft außerhalb der Gebärmutter

SL: Schädellage, d.h. Der Babykopf zeigt nach unten

BEL: Beckenendlage oder Steißlage, d.h. Das Becken oder die Füße zeigen nach unten

S: Schräglage, d.h. das Baby liegt im spitzen Winkel, schräg zum Geburtskanal

QL: Querlage, d.h. das Baby liegt Waagrecht in der Gebärmutter

Apgar-Zahl: Beurteilung des Babys gleich nach der Entbindung

pH-Wert: Säuregrad des Blutes in der Nabelschnurarterie

APD: Durchmesser des kindlichen Bauches von vorne nach hinten

AU: Bauchumfang des Babys

ATD: Quermesser des kindlichen Bauches von linker zu rechter Bauchseite

BPD: Querdurchmesser des kindlichen Kopfes von Schläfe zu Schläfe

BU: Bauchumfang der Mutter

BG: Blutgruppe

ET: Errechneter Entbindungstermin

FHF: Fetale Herzfrequenz

FW: Fruchtwasser

FOD: Längsdurchmesser des kindlichen Kopfes (von Stirn zum Hinterkopf)

FL: Länge des kindlichen Oberschenkelknochens

FS: Fruchtsackdurchmesser

HT: Herztöne des Ungeborenen

HW: Hinterwand

Begriffe und Abkürzungen aus dem Mutterpass

<u>Hb:</u> Hämoglobin, eisenhaltiger Blutfarbstoff

<u>HL:</u> Länge des kindlichen Oberarmknochens

<u>KL:</u> Kindslage

<u>KU:</u> Kopfumfang des Babys

<u>KB/KW:</u> Kindsbewegungen

<u>MM:</u> Muttermund (Portio)

<u>N/Nb:</u> Nabel

<u>o.B.:</u> Ohne Befund oder ohne Besonderheit

<u>Pl./Plaz.:</u> Plazenta

<u>QF:</u> Querfinger

<u>Rb:</u> Blutdruck

<u>SFL:</u> Scheitel-Fersen-Länge des Babys

<u>SSW:</u> Schwangerschaftswoche

<u>Spm:</u> Schläge pro Minute

<u>SS:</u> Schwangerschaft

<u>SSL:</u> Scheitel-Steiß-Länge des Babys

<u>US:</u> Ultraschall

<u>VU:</u> Vaginale Untersuchung

<u>VW:</u> Vorderwand

<u>v./vl.:</u> Vollendet

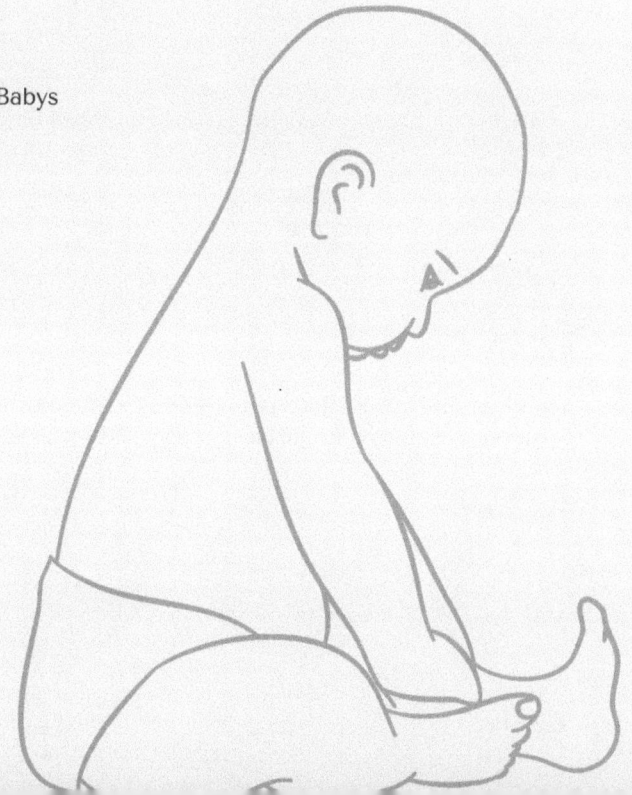

So groß ist mein Baby

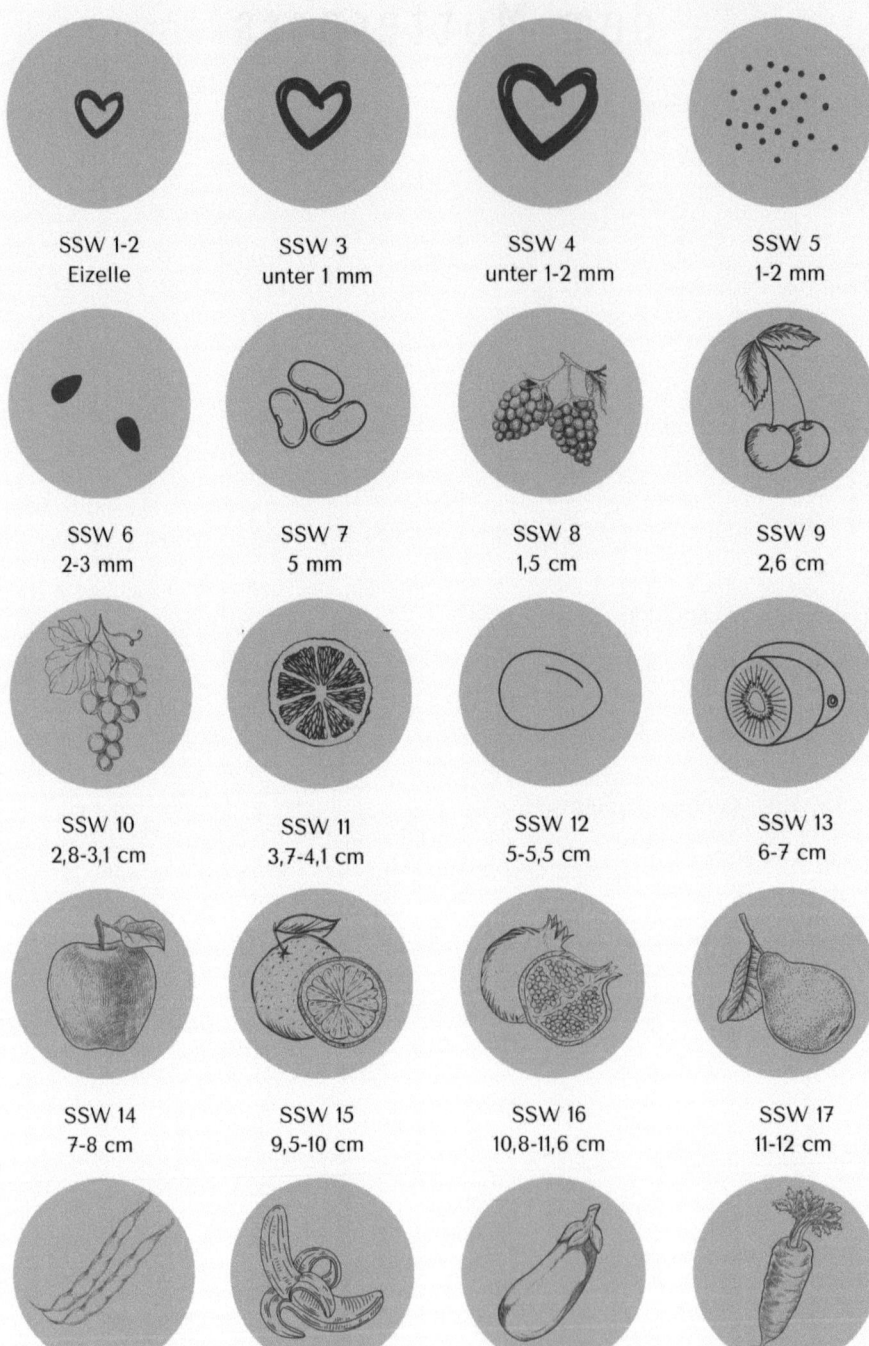

SSW 1-2
Eizelle

SSW 3
unter 1 mm

SSW 4
unter 1-2 mm

SSW 5
1-2 mm

SSW 6
2-3 mm

SSW 7
5 mm

SSW 8
1,5 cm

SSW 9
2,6 cm

SSW 10
2,8-3,1 cm

SSW 11
3,7-4,1 cm

SSW 12
5-5,5 cm

SSW 13
6-7 cm

SSW 14
7-8 cm

SSW 15
9,5-10 cm

SSW 16
10,8-11,6 cm

SSW 17
11-12 cm

SSW 18
12,5-14 cm

SSW 19
15 cm

SSW 20
16-20 cm

SSW 21
26-27 cm

So groß ist mein Baby

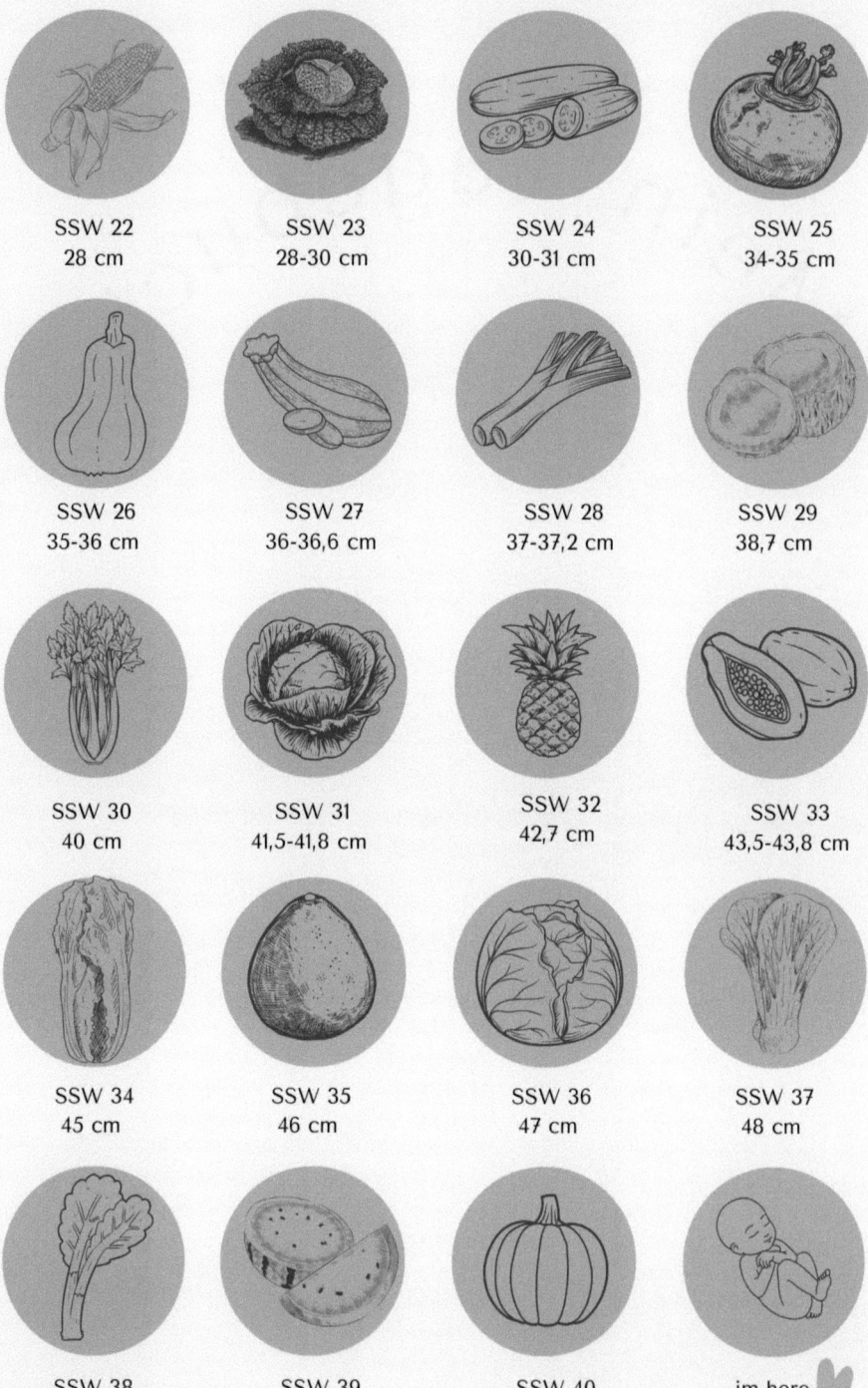

SSW 22
28 cm

SSW 23
28-30 cm

SSW 24
30-31 cm

SSW 25
34-35 cm

SSW 26
35-36 cm

SSW 27
36-36,6 cm

SSW 28
37-37,2 cm

SSW 29
38,7 cm

SSW 30
40 cm

SSW 31
41,5-41,8 cm

SSW 32
42,7 cm

SSW 33
43,5-43,8 cm

SSW 34
45 cm

SSW 35
46 cm

SSW 36
47 cm

SSW 37
48 cm

SSW 38
49 cm

SSW 39
50 cm

SSW 40
51 cm

im here ♥

Mein Tagebuch

HELLO gorgeous

Mood Chart

Male die Herzen in einer Farbe aus und schreibe die jeweils passende Stimmung auf die Zeile daneben. Auf der nächsten Seite kannst du deine Stimmung während der Schwangerschaft ganz einfach tracken.

Mood Tracker

Woche 1-4
1 Monat

Woche 5-8
2 Monat

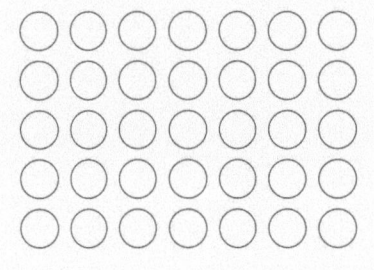

Woche 9-12
3 Monat

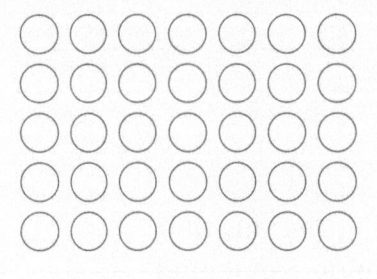

Woche 13-16
4 Monat

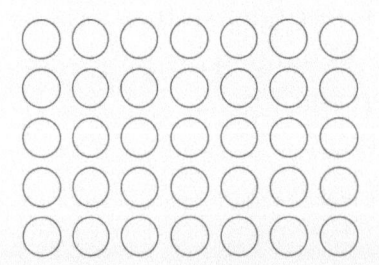

Woche 17-20
5 Monat

Mood Tracker

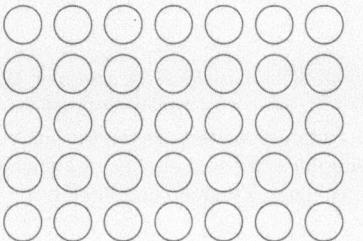

Woche 21-24
6 Monat

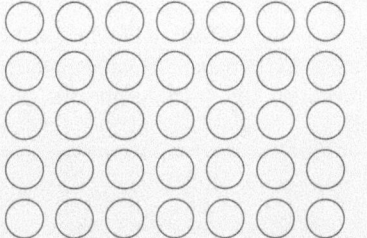

Woche 25-28
7 Monat

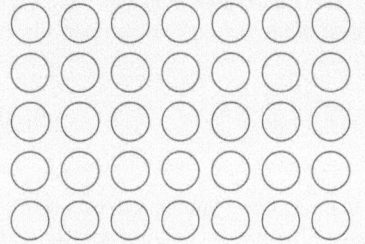

Woche 29-32
8 Monat

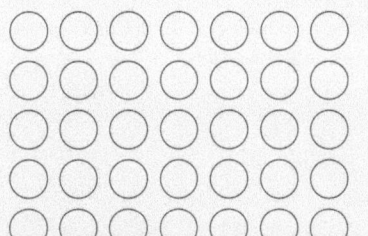

Woche 33-36
9 Monat

Woche 37-40
10 Monat

Schwangerschaftsbeschwerden des 1. Trimesters
Woche 1-12

Müdigkeit:

Eine häufige Ursache für die Ermüdung ist die Veränderung der Hormone im Organismus. Die beste Lösung für diese Müdigkeit, die durch die Schwangerschaft kommt, ist tatsächlich viel Schlaf und Entspannung. Normalerweise verschwindet dieses Anzeichen am Ende des 3. Monats und die sogenannten Wohlfühlmonate beginnen.

Übelkeit:

Ein niedriger Blutzuckerspiegel macht sich oft morgens bemerkbar. Um dem vorzubeugen, kannst du schon vor dem Aufstehen etwas Zwieback, Kekse oder Knäckebrot knabbern und dich noch ein wenig ausruhen. Außerdem ist es gut, die täglichen Mahlzeiten auf mehrere kleine Portionen aufzuteilen. Das unterstützt die Verdauung. Nimm auch viel Flüssigkeit zu dir, hierzu eignen sich zum Beispiel Kräutertees oder wasserhaltige Früchte wie Melonen, Orangen und Beeren.

Pigmentflecken:

Wegen der Hormonumstellung reagiert die Haut empfindlicher auf UV-Licht und bildet mehr Pigmente, um sich zu schützen. Dabei können ungleichmäßige Verfärbungen entstehen, die meistens ungefährlich sind und nur das Aussehen beeinträchtigen. Um das zu vermeiden, empfiehlt sich eine Tagescreme oder eine Bodylotion mit UV-Schutz.

Spannungsgefühl in den Brüsten:

Die Hormone Östrogen und Progesteron werden vermehrt produziert und können ein Spannungsgefühl in den Brüsten auslösen, das sich als Schmerz und Empfindlichkeit äußert. Um dieses Spannungsgefühl zu reduzieren, kann es helfen, einen gut sitzenden, stützenden BH zu tragen und die Haut mit warmem Wasser zu behandeln.

Emotionale Achterbahn:

Die emotionale Achterbahn einer Schwangerschaft kann von raschen Stimmungsschwankungen und Unsicherheiten geprägt sein. Ein stressfreier Alltag, positive Erfahrungen anderer Mütter und professionelle Unterstützung können helfen, emotionale Ausgeglichenheit zu fördern. Ab dem dritten Monat hat sich der Körper meistens auf die Schwangerschaft eingestellt. Die Monate 4 bis 7 werden oft als sehr angenehm empfunden. Bei verstärkten Beschwerden oder Unsicherheiten ist ärztlicher Rat unerlässlich, und Selbstmedikation sollte vermieden werden.

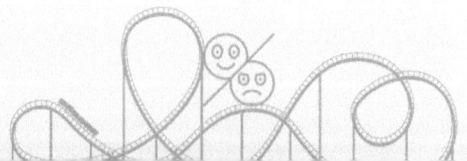

Meine Symptome:

_____

_____

_____

_____

_____

Aktuelles Bild:

Datum:

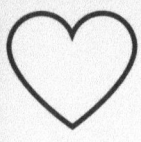 9. Woche 3. Monat 1. Trimester

Emotionen und Erinnerungen:

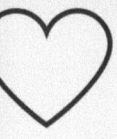

Emotionen und Erinnerungen:

_____

_____

_____

_____

_____

_____

_____

_____

_____

_____

_____

_____

_____

_____

_____

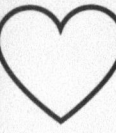

Emotionen und Erinnerungen:

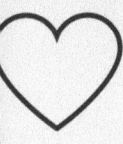

Emotionen und Erinnerungen:

Schwangerschaftsbeschwerden des 2. Trimesters
Woche 13-28

Zahnfleischentzündung:

Während des Wachstumsschubs werden vermehrt Hormone ausgeschüttet, was zu einem erhöhten Risiko von Zahnfleischentzündungen führt. Dies kann zu unangenehmen Symptomen, wie Schwellungen und Blutungen führen, da sich das Zahnfleisch ausdehnt und empfindlicher wird. Eine gründliche Zahnpflege, einschließlich konisch geformter Zahnbürsten und antibakterieller Mundspülungen, ist entscheidend, um Plaque-Bakterien zu bekämpfen und die Zahngesundheit zu erhalten.

Harnwegsinfektion:

Während der Schwangerschaft steigt das Risiko für Harnwegsinfektionen aufgrund von Hormonveränderungen und der Ausdehnung von Nierenbecken und Harnleiter. Dies begünstigt das Eindringen von Bakterien und kann zu Entzündungen führen. Symptome können Schmerzen beim Wasserlassen, verminderter Urinausstoß und häufiger Harndrang sein. Vorbeugend sollten Schwangere viel trinken, regelmäßig die Blase entleeren und den Zuckerkonsum reduzieren. Bei Infektionen ist ein Arztbesuch unerlässlich, um geeignete Medikamente zu erhalten.

Sodbrennen:

Die vermehrte Ausschüttung von Progesteron während der Schwangerschaft kann zu unangenehmen Sodbrennen führen. Der Druck der wachsenden Gebärmutter auf das Verdauungsorgan verstärkt dieses Problem. Um Beschwerden zu lindern, sollten Schwangere kleinere Mahlzeiten essen, fettige und scharfe Speisen meiden und das Kopfende beim Schlafen erhöhen. Bei anhaltenden Beschwerden oder Unsicherheiten ist ärztlicher Rat empfehlenswert, um mögliche Risiken zu vermeiden.

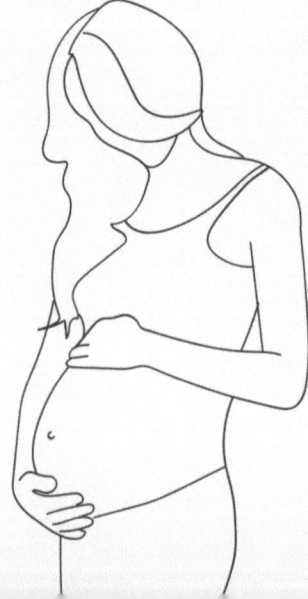

Schwangerschaftsbeschwerden des 2. Trimesters
Woche 13-28

Mutterbandschmerzen:

Manchmal fühlt es sich so an, als würde es im unteren Rücken oder in der Leistengegend ziehen oder zerren. Auch der linke oder rechte Teil des Unterbauchs kann betroffen sein. Die Mutterbänder sind Muskeln, welche die Gebärmutter in einer aufrechten Position halten. Durch das Wachstum des Babys werden sie stark gedehnt und das kann unangenehme aber harmlose Schmerzen verursachen. Die Beschwerden lassen sich am besten durch Pausen und Wärme lindern. Auch homöopathische Behandlungen können hilfreich sein.

Schwangerschaftsstreifen:

Dehnungsstreifen entstehen durch Risse im Bindegewebe, besonders bei rascher Gewichtszunahme während der Schwangerschaft. Die Elastizität der Haut wird durch genetische Faktoren und hormonelle Veränderungen beeinflusst. Öle und Lotions können die Hautelastizität verbessern aber Dehnungsstreifen nicht vollständig verhindern. Dennoch können spezielle Cremes die Narbenbildung positiv beeinflussen. Es ist wichtig, den Körper liebevoll und verständnisvoll zu behandeln, da Dehnungsstreifen ein Zeichen des Wachstums und der Veränderung sind.

Verstopfungen:

Während der Schwangerschaft produziert der Körper vermehrt Progesteron, was zu einer allgemeinen Muskelentspannung führt, auch im Verdauungssystem. Die wachsende Gebärmutter drückt zusätzlich auf den Darm, was die Verdauung verlangsamt und zu einer Verstopfung führen kann. Eine ballaststoffreiche Ernährung, ausreichend Flüssigkeitszufuhr und Bewegung können helfen, dieses Problem zu lindern. Abführmittel sollten vermieden werden.

Rückenschmerzen:

In der Schwangerschaft können Rückenschmerzen im unteren Bereich auftreten, verursacht durch Hormone und den wachsenden Bauch. Eine veränderte Haltung kann die Beschwerden verschlimmern. Vermeide schweres Heben und langes Stehen, und mache regelmäßige Pausen. Achte darauf, dich behutsam aufzurichten und deinen Rücken zu stützen.

Meine Symptome:

_____

_____

_____

_____

_____

Aktuelles Bild:

Datum:

13. Woche 4. Monat 2. Trimester

Emotionen und Erinnerungen:

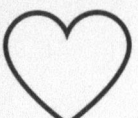

14. Woche 4. Monat 2. Trimester

Emotionen und Erinnerungen:

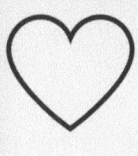

Emotionen und Erinnerungen:

_____

_____

_____

_____

_____

_____

_____

_____

_____

_____

_____

_____

_____

_____

_____

_____

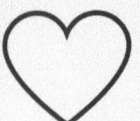

Emotionen und Erinnerungen:

_____

_____

_____

_____

_____

_____

_____

_____

_____

_____

_____

_____

_____

_____

_____

_____

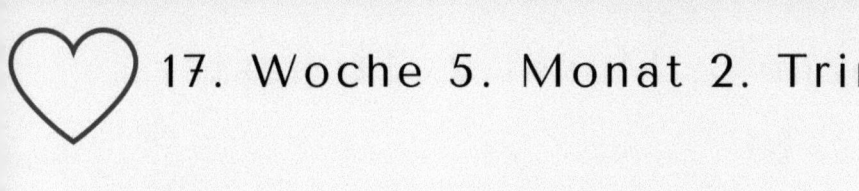

17. Woche 5. Monat 2. Trimester

Emotionen und Erinnerungen:

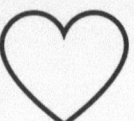

Emotionen und Erinnerungen:

_____

_____

_____

_____

_____

_____

_____

_____

_____

_____

_____

_____

_____

_____

_____

_____

_____

_____

19. Woche 5. Monat 2. Trimester

Emotionen und Erinnerungen:

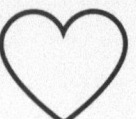

20. Woche 5. Monat 2. Trimester

Emotionen und Erinnerungen:

21. Woche 6. Monat 2. Trimester

Emotionen und Erinnerungen:

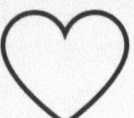

Emotionen und Erinnerungen:

Emotionen und Erinnerungen:

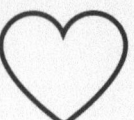

Emotionen und Erinnerungen:

Emotionen und Erinnerungen:

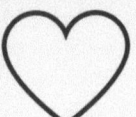

Emotionen und Erinnerungen:

Emotionen und Erinnerungen:

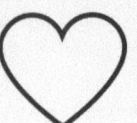

Emotionen und Erinnerungen:

_____

_____

_____

_____

_____

_____

_____

_____

_____

_____

_____

_____

_____

_____

_____

_____

_____

_____

Schwangerschaftsbeschwerden des 3. Trimesters
Woche 29-40

Wassereinlagerungen (Ödeme):

Im letzten Schwangerschaftsdrittel sind Ödeme unangenehm aber harmlos. Sie lassen einen aufgedunsen und plump aussehen. Nach der Geburt verschwindet das Wasser schnell. Abhilfe schaffen Fußhochlagerung, viel Flüssigkeit, warme Bäder, Wechselduschen und Bewegung. Eine Entwässerungskur sollte vermieden werden, da sie dem Baby schaden kann.

Krampfadern (Varizen):

Diese verdickten und geschlängelten Venen gehören zu den oft auftretenden, aber zum Glück harmlosen Schwangerschaftsbeschwerden. Der wachsende Druck der Gebärmutter auf die Beckenvenen kann zu Krampfadern führen oder vorhandene verschlechtern. Nach der Entbindung bilden sich die meisten innerhalb weniger Monate zurück. Krampfadern können während der Schwangerschaft in den Beinen, am After als Hämorrhoiden oder im Schambereich auftreten. Um sie zu vermeiden, sollte man die Beine oft hochlegen, regelmäßig spazieren gehen, nicht zu lange stehen, die Beine beim Sitzen nicht überschlagen und spezielle Stützstrümpfe tragen.

Wadenkrämpfe:

Die Haut wird durch die Hormonumstellung empfindlicher gegenüber dem UV-Licht und schützt sich dagegen mit einer stärkeren Pigmentierung. Es können unregelmäßige Verfärbungen anstehen, die in den meisten Fällen harmlos sind und nur als Schönheitsmakel eingestuft werden. Am besten hilft dagegen eine Tagescreme oder eine Bodylotion mit UV-Schutz.

Harnverlust:

In der späten Schwangerschaft nimmt das Baby so viel Platz ein, dass es ständig auf Blase und Beckenboden lastet. Sein Strampeln und Zappeln führt auch zu unerwünschtem Urinieren. Meist sind es nur wenige Tropfen, die sich unkontrolliert aus der Harnröhre lösen. Durch die Hormone ist das Bindegewebe etwas erschlafft und begünstigt zusätzlich diese unangenehme Inkontinenz. Mit regelmäßiger Beckenbodengymnastik, vor und nach der Geburt, kann man diesem Problem vorbeugen. Als Schutz für die Hose bieten sich dünne Binden oder Slipeinlagen an.

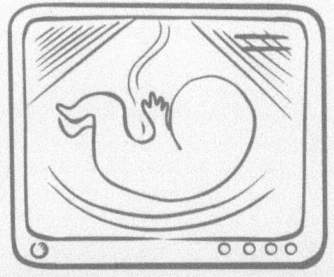

Schwangerschaftsbeschwerden des 3. Trimesters
Woche 29-40

Kurzatmigkeit:

Mit jedem Monat wächst die Gebärmutter weiter und drückt stärker auf die inneren Organe. Sie schiebt alles, was ihr im Weg ist, zur Seite, um mehr Raum für das Baby zu schaffen. Das beeinflusst auch die Lunge und macht die Mutter oft atemlos. Die Lage bessert sich erst, wenn die ersten Senkwehen einsetzen und das Baby tiefer ins Becken rutscht. Um die Atemnot zu lindern, sollte die Mutter häufige Pausen machen und sich ausruhen, wenn sie außer Atem ist.

Schlafprobleme:

Im dritten Trimester der Schwangerschaft können Schlafprobleme häufig auftreten. Der wachsende Bauch erschwert das Finden einer bequemen Schlafposition, während vermehrte Bewegungen des Babys im Mutterleib Unruhe verursachen können. Außerdem können häufiges Wasserlassen und Sodbrennen den Schlaf stören. Es wird empfohlen, eine bequeme Schlafpositionen zu finden und ein Kissen zur Unterstützung zu verwenden. Im Zweifelsfall sollte man mit einem Arzt reden, um mögliche Lösungen zu besprechen und sicherzustellen, dass der Schlaf so erholsam wie möglich ist.

Senk oder Vorwehen:

Senkwehen treten auf, wenn sich das Baby in Richtung des Beckens bewegt, was zu einem Druckgefühl im Beckenbereich führt. Vorwehen sind unregelmäßige und oft schmerzlose Kontraktionen, die den Körper auf die bevorstehende Geburt vorbereiten. Diese Symptome sind normalerweise nicht besorgniserregend, aber es ist wichtig, den Arzt zu informieren, wenn die Kontraktionen regelmäßig und schmerzhaft sind oder begleitet werden von anderen Anzeichen wie Blutungen oder Ausfluss.

Vorzeitige Wehen:

Im dritten Trimester der Schwangerschaft können vorzeitige Wehen auftreten, die vor dem erwarteten Geburtstermin beginnen. Diese Kontraktionen können regelmäßig und schmerzhaft sein oder unregelmäßig und leicht. Es ist wichtig, bei vorzeitigen Wehen sofort ärztliche Hilfe in Anspruch zu nehmen, um die Gesundheit von Mutter und Kind zu gewährleisten.

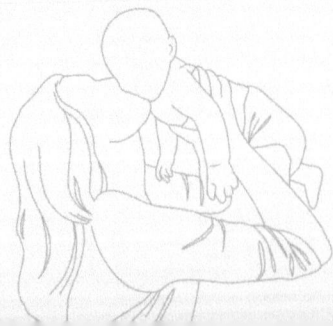

Meine Symptome:

_____

_____

_____

_____

_____

Aktuelles Bild:

Datum:

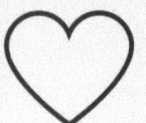

Emotionen und Erinnerungen:

Emotionen und Erinnerungen:

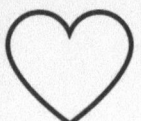

Emotionen und Erinnerungen:

32. Woche 8. Monat 3. Trimester

Emotionen und Erinnerungen:

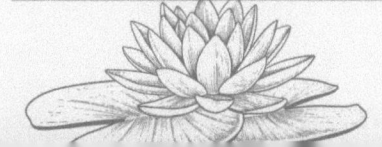

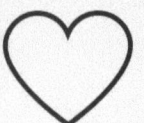

Emotionen und Erinnerungen:

_____

_____

_____

_____

_____

_____

_____

_____

_____

_____

_____

_____

_____

_____

_____

_____

_____

_____

_____

34. Woche 9. Monat 3. Trimester

Emotionen und Erinnerungen:

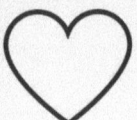

Emotionen und Erinnerungen:

Emotionen und Erinnerungen:

37. Woche 10. Monat 3. Trimester

Emotionen und Erinnerungen:

Emotionen und Erinnerungen:

_____

_____

_____

_____

_____

_____

_____

_____

_____

_____

_____

_____

_____

_____

_____

_____

_____

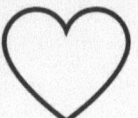

Emotionen und Erinnerungen:

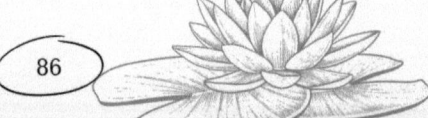

Emotionen und Erinnerungen:

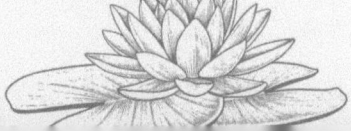

Meine Symptome:

_____

_____

_____

_____

_____

_____

Aktuelles Bild:

Datum:

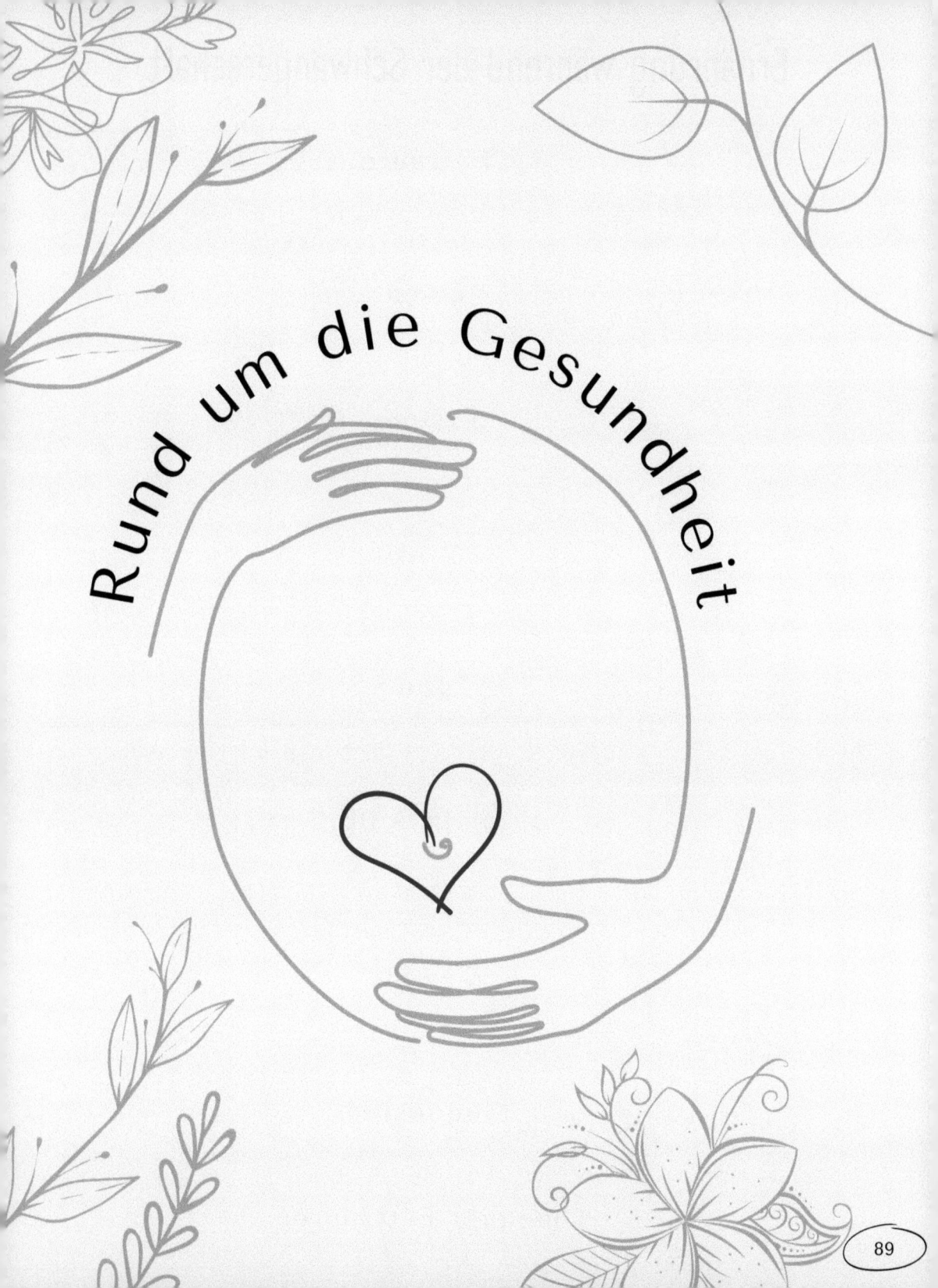

Rund um die Gesundheit

Ernährung während der Schwangerschaft

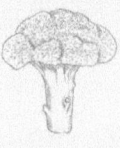 Folsäure

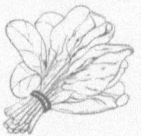 Eisen

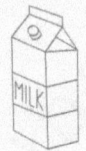 Kalzium

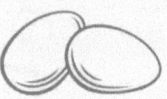 Zink

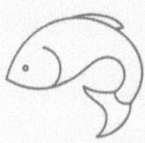 Jod

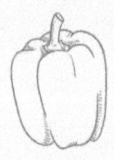 Vitamin A,B6,C

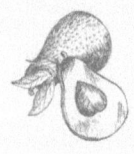 Eiweiß

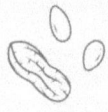 Magnesium

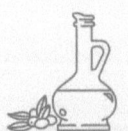 Omega 3 Fettsäuren

Ernährung

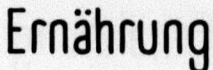

Diese Lebensmittel sind in der Schwangerschaft
<u>GUT</u> für mich:

Fleisch, das gekocht, gebraten oder
frittiert wurde (gut durch)

Kochschinken und gebrühte Wurstwaren

Gebratener, gedünsteter oder
gekochter Fisch

Fisch, der in Konserven gelagert wird

Aus pasteurisierter Milch
hergestellter Käse oder lang gereifte
Käsesorten

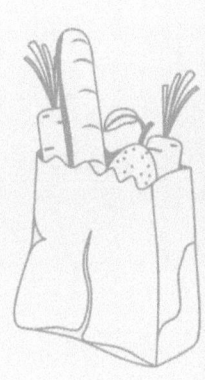

gründlich gewaschenes Obst, Gemüse
und Salat

Hülsenfrüchte wie Erbsen und Linsen

Vollkornprodukte wie Brot und Nudeln

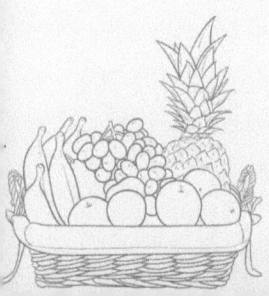

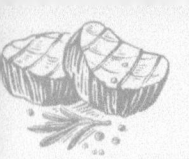
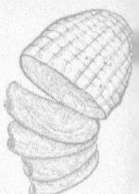

Ernährung

Diese Lebensmittel sind in der Schwangerschaft
<u>NICHT</u> gut für mich:

Rohes oder medium gebratenes
Fleisch

Rohwurst, z.B. Mettwurst, Salami,
roher Schinken

Innereien wie Leber oder Herz

Thunfisch und andere Fischsorten
mit hohem Quecksilbergehalt

Fisch, der ausschließlich mariniert
oder geräuchert wurde

Roher Fisch und Muscheln

Rohe Eier sowie Erzeugnisse daraus
(z.B. Soft-Eis, Tiramisu usw.)

Rohmilch und Erzeugnisse aus
Rohmilch (Weichkäse)

Die Rinde vom Schnittkäse

Ungewaschenes Obst, Gemüse und
Salat

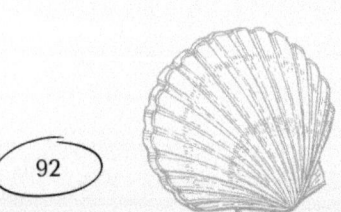
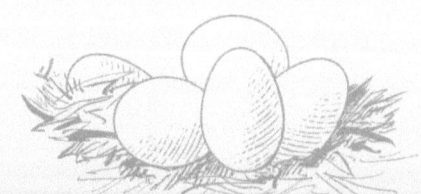

Mein Anfangsgewicht

BMI vor der Schwangerschaft	normale Gewichtzunahme in der Schwangerschaft
<18,5 kg/m²	12,5 - 18 kg
18,5 - 24,9 kg/m²	11,5 - 16 kg
25 - 29,9 kg/m²	7 - 11,5 kg

BMI: Gewicht(kg) / (Körpergröße(m))²

Beispiel: 60kg / 1,70m² = 20,8kg/m²

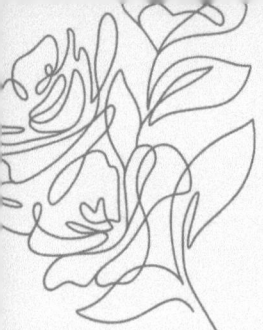

SSW Gewichtstracker

Datum: Gewicht:

_____   _____

_____   _____

_____   _____

_____   _____

_____   _____

_____   _____

_____   _____

_____   _____

_____   _____

_____   _____

_____   _____

_____   _____

_____   _____

_____   _____

_____   _____

_____   _____

_____   _____

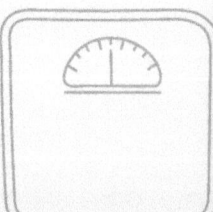

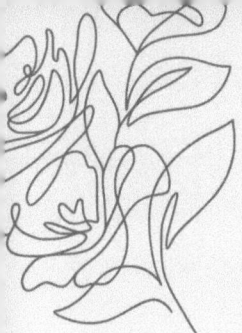

SSW Gewichtstracker

Datum: Gewicht:

_____   _____

_____   _____

_____   _____

_____   _____

_____   _____

_____   _____

_____   _____

_____   _____

_____   _____

_____   _____

_____   _____

_____   _____

_____   _____

_____   _____

_____   _____

_____   _____

_____   _____

_____   _____

_____   _____

Die Geburt

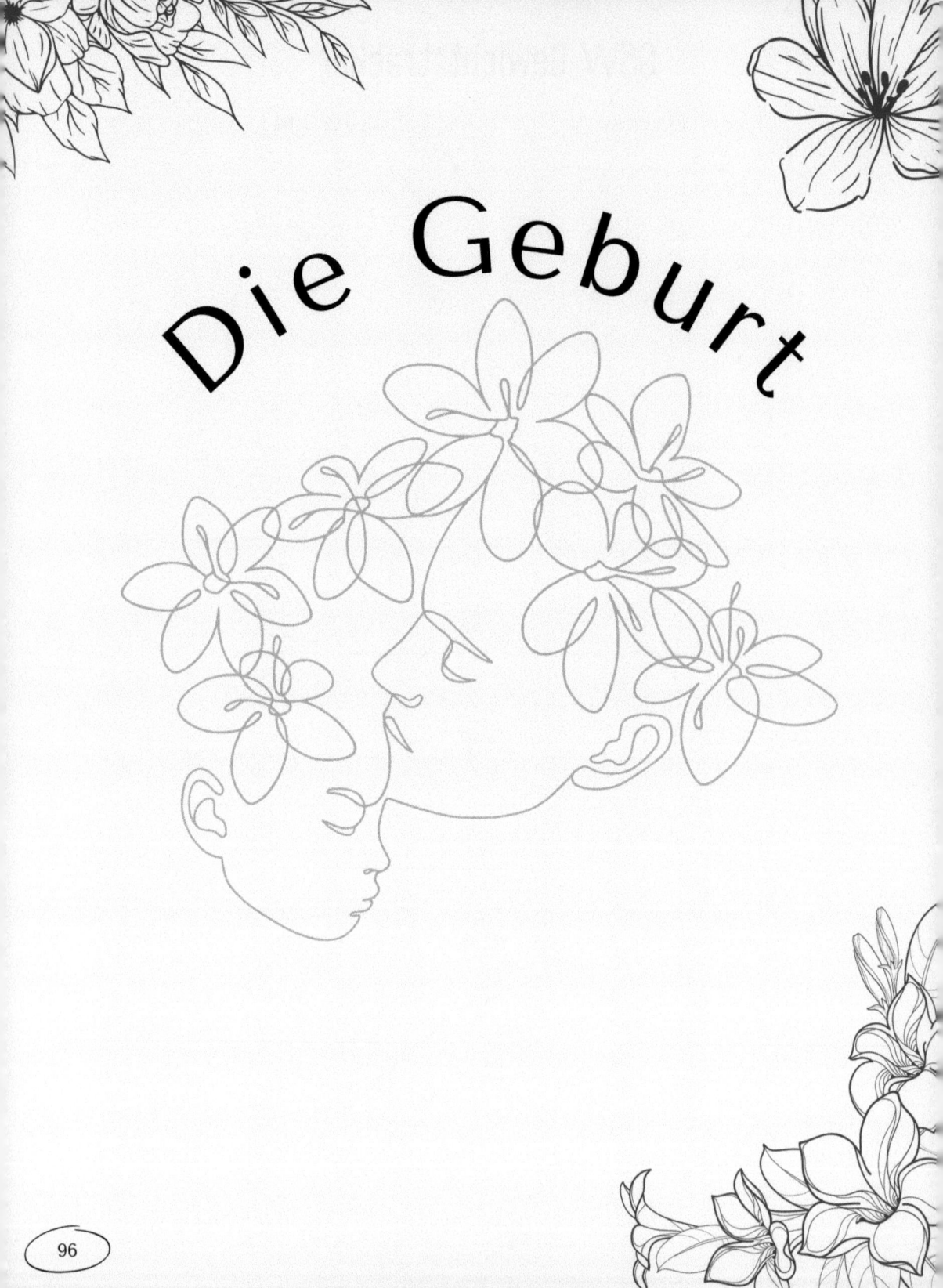

Anzeichen für eine bevorstehende Geburt

Der Abgang des Schleimpfropfens und Zeichnungsblutung:

Während der gesamten Schwangerschaft ist der Muttermund durch einen Schleimpfropfen versiegelt. Er bewahrt die Gebärmutter und das Baby vor Keimen, die aus der Scheide aufsteigen könnten. Wenn der Muttermund sich etwas öffnet, löst sich der Schleimpfropfen und fällt ab. Dabei können kleine Blutgefäße aufreißen und die normalerweise klare, zähflüssige Flüssigkeit eine rötliche bis bräunliche Farbe annehmen. Diese sogenannte Zeichnungsblutung ist schwächer und schleimiger als eine Menstruationsblutung. Bei starker Blutung sollte man einen Arzt aufsuchen, um mögliche andere Ursachen auszuschließen.

Vorzeitiger Blasensprung:

Wenn die Fruchtblase vorzeitig platzt, was bei ungefähr einem Fünftel der Schwangeren der Fall ist, tritt das Fruchtwasser aus der Scheide aus. Dies kann entweder in kleinen Mengen oder in einem großen Schub passieren, tut aber niemals weh. Es fühlt sich oft so an, als ob man ständig und unwillkürlich urinieren würde. Wie viel Flüssigkeit austritt, hängt davon ab, wie groß und wo der Riss ist. Auch die Position des Babys hat einen Einfluss darauf. Die Flüssigkeit, die ausläuft, ist meistens klar oder rosa, kann aber auch einen grünen, gelben oder braunen Ton haben. Der Kopf des Babys drückt direkt auf den Muttermund, wodurch die Wehen im Durchschnitt 12 bis 18 Stunden nach dem Verlust des Fruchtwassers beginnen. Man sollte sich schon vorher mit dem Frauenarzt besprechen, wie man sich bei einem vorzeitigen Blasensprung verhalten soll.

Einsetzen regelmäßiger Wehen:

Die meisten Schwangeren (etwa 80%) spüren die ersten Anzeichen der Geburt durch Wehen. Diese kommen in regelmäßigen Abständen und werden immer stärker. Wenn die Kontraktionen immer häufiger auftreten und nur noch 5 bis 10 Minuten auseinander liegen, dann steht die Geburt kurz bevor. Jede Wehe hält 30 bis 60 Sekunden an, tut weh und lässt sich nicht durch Wärme, Bewegung oder Entspannung lindern. Zwischen den Wehen gibt es keine Schmerzen. Das ist ein guter Zeitpunkt, um einen Arzt aufzusuchen oder sich von einer Hebamme betreuen zu lassen.

Weitere mögliche Vorboten für eine beginnende Geburt:

Rückenschmerzen: Ein sehr heftiger Schmerz kann den unteren Teil des Rückens erfassen, der ähnlich wie Menstruationsschmerzen ist.

Übelkeit und Erbrechen: In der ersten Phase der Geburt leiden viele Frauen unter heftiger Übelkeit, die oft auch zum Erbrechen führt.

Durchfall: Wenn die Gebärmutter sich zusammenzieht und Hormone ausschüttet, kann das die Verdauung der Schwangeren beeinträchtigen. Deshalb kommt es oft vor, dass der Stuhlgang sehr weich oder sogar flüssig ist.

Erschöpfung: Wenn Sie sich kraftlos fühlen, könnte das bedeuten, dass die Geburt Ihres Babys bald bevorsteht. Der Grund dafür sind hormonelle Veränderungen in Ihrem Körper.

Geburtsklinik
(SSW 20-35)

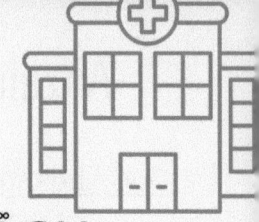

FRAGEN FÜRS ANMEDLDEGESPRÄCH:

- ☐ Was ist ihre Grundausstattung?

- ☐ Wie hoch ist ihre Kaiserschnittrate?

- ☐ Welche Schmerzmitteloptionen gibt es?

- ☐ Was benötige ich für eine Wassergeburt?

- ☐ Wie sind ihre Besucherzeiten?

- ☐ Welche Geburtshilfen sind vorhanden?

- ☐ Wie stehen Sie zu Nabelschnur/Plazenta aufheben?

- ☐ Krankenhaus Essen vegetarisch/vegan?

- ☐ Haben Sie Partnerzimmer?

- ☐ Sind bei der Entbindung Praktikaten/Studenten?

- ☐ Gibt es eine Stillberatung?

- ☐ Darf mein Baby bei mir im KH Bett schlafen?

- ☐ Wie ist der Ablauf wenn ein Kaiserschnitt notwendig ist?

Geburtsklinik
(SSW 20-35)

WEITERE FRAGEN:

☐ _____

☐ _____

☐ _____

☐ _____

☐ _____

☐ _____

☐ _____

☐ _____

☐ _____

☐ _____

Geburtsplan

Name:

_____

Krankenkasse:

_____

Begleitperson:

_____

Errechneter ET:

_____

Krankenhaus:

_____

Hebamme:

_____

Mein Geburtswunsch:

☐ Vaginal

☐ Wassergeburt

☐ Kaiserschnitt

☐ ....

Gesundheitsinformationen:

Mein Blut ist Rh negativ:

☐ Ja

☐ Nein

Gruppe B Strep:

☐ Positiv

☐ Negativ

☐ Wurde nicht getestet

Andere Schwangerschaftskomplikationen:

_____

_____

_____

Allergien:

_____

Behinderungen und Einschränkungen, welche die Geburt beeinflussen könnten:

_____
_____
_____
_____
_____

Andere Krankheiten:

_____
_____

Während der Geburt:

So stelle ich mir meine Geburt vor:

_____
_____
_____
_____
_____

Diese Geburtspositionen wünsche ich mir:

- ☐ Gymnastikball
- ☐ Geburtsstuhl
- ☐ Im Bett
- ☐ Vierfüßler
- ☐ Im Sitzen

- ☐ Im Wasser
- ☐ Seitenlage
- ☐ Kniend
- ☐ Partner Unterstützung
- ☐ ....

Während der Geburt wünsche ich mir:

- ☐ Wenn möglich ohne Infusion hydriert bleiben
- ☐ Essen und trinken immer ermöglichen
- ☐ Gedimmtes Licht
- ☐ So wenige vaginale Untersuchungen wie möglich
- ☐ So wenige Unterbrechungen wie möglich
- ☐ Meine Begleitpersonen soll durchgehend dabei sein
- ☐ Geburtsplaylist abspielen
- ☐ ....

Fötus Überwachung und Kontrolle:

- ☐ So oft wie möglich
- ☐ In bestimmten Zeitabschnitten
- ☐ Wechselnd (nach Bedarf)
- ☐ Nur mit Doppler
- ☐ Nur wenn das Baby in Not ist

Für die Schmerzbewältigung:

- ☐ Massage
- ☐ Meditation
- ☐ Reflexologie
- ☐ Lachgas
- ☐ IV. Schmerzmittel
- ☐ Hydrotherapie
- ☐ Aromatherapie

- ☐ Gymnastikball
- ☐ TENS
- ☐ PDA
- ☐ PDA (erst Ohne versuchen)
- ☐ Pudendusblock
- ☐ Spinalanästhesie
- ☐ Akupunktur

Während der Austrittsphase:

☐ In der Dusche   ☐ Gymnastikball

☐ In der Badewanne   ☐ Mit Stuhl

☐ Vierfüßler   ☐ Auf dem Bett

☐ Geburtsposition mit Begleitperson

☐ Seitenlage

☐ ....

Dammschnitt:

☐ Ja

☐ Nur im absoluten Notfall (reißen lassen)

Wenn ein Kaiserschnitt notwendig ist:

☐ Zweite Meinung einholen

☐ Keine Vollnarkose

☐ Meine Begleitpersonen soll immer dabei sein

☐ Meine Begleitperson bekommt nach der Geburt sofort das Baby

☐ Ich will während der OP auf dem Laufenden gehalten werden

☐ Den Schutz runter ziehen, damit ich mein Baby sofort sehen kann

☐ ....

☐ ....

Beim Austritt des Babys wünsche ich mir:

☐ Einen Spiegel

☐ Pressen nach Gefühl

☐ Pressen mit Anweisung

☐ Wenn möglich keine Zange

☐ Wenn möglich keine Saugglocke

☐ Mein Baby bei der Geburt mit auffangen

Sofort nach der Geburt wünsche ich mir:

☐ Begleitperson schneidet die Nabelschnur

☐ Krankenhaus schneidet die Nabelschnur

☐ Placenta natürlich gebären

☐ Nabelschnur auspulsieren lassen

☐ Placenta aufbewahren

☐ Placenta sehen

☐ Kein Pitocin/Oxytocin

☐ ....

Baby halten:

☐ Sofort nach der Geburt

☐ Erst waschen und wickeln

Baby füttern:

- ☐ Nur Brustmilch
- ☐ Nur mit Flasche
- ☐ Flasche und Brust

- ☐ Nach Bedarf
- ☐ Nach Zeitplan
- ☐ Mit Hebammen Hilfe

Das solltest du deinem Baby nicht geben:

- ☐ Schnuller
- ☐ Augentropfen
- ☐ Hepatitis B Impfung

- ☐ Milchpulver
- ☐ Vitamin K
- ☐ ....

Baby Extras:

- ☐ Nabelschnurblut spenden
- ☐ Nabelschnurblut privat aufbewahren
- ☐ "Golden Hour" 1. Stunde keine Untersuchungen oder Medikamente
- ☐ Baby Bad nur mit mir oder Begleitperson
- ☐ Junge beschneiden ☐ Ja ☐ Nein
- ☐ Baby erst nach ☐ 24 Std ☐ 6 Std.
- ☐ ....

Geburtspositionen

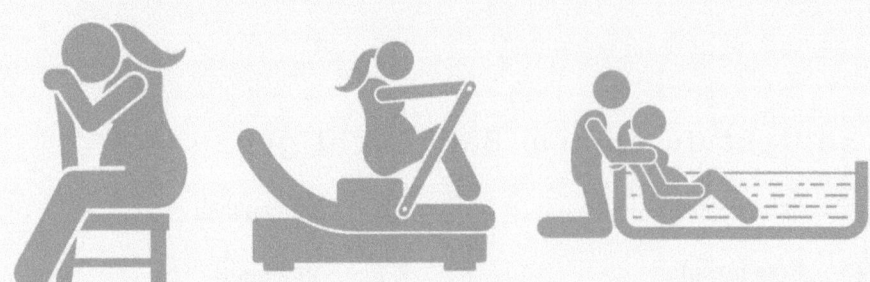

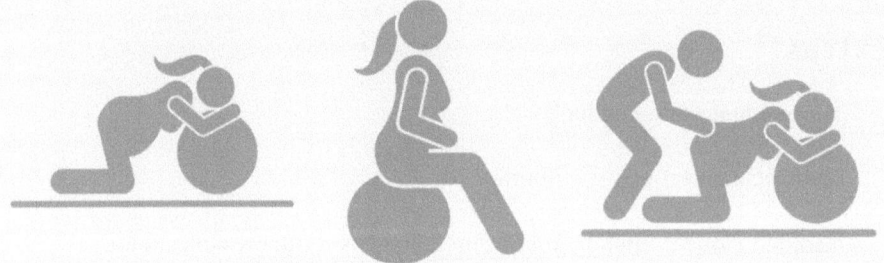

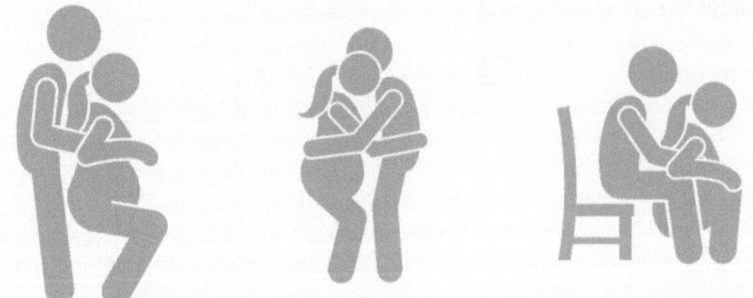

Geburtsbericht

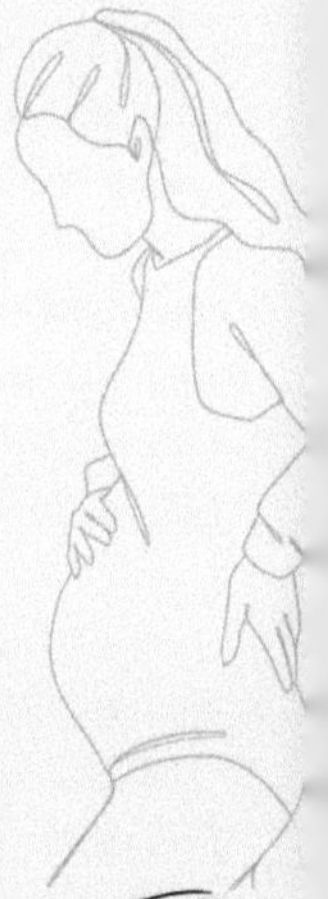

_____

_____

_____

_____

_____

_____

_____

_____

_____

_____

_____

_____

_____

_____

_____

_____

_____

_____

_____

_____

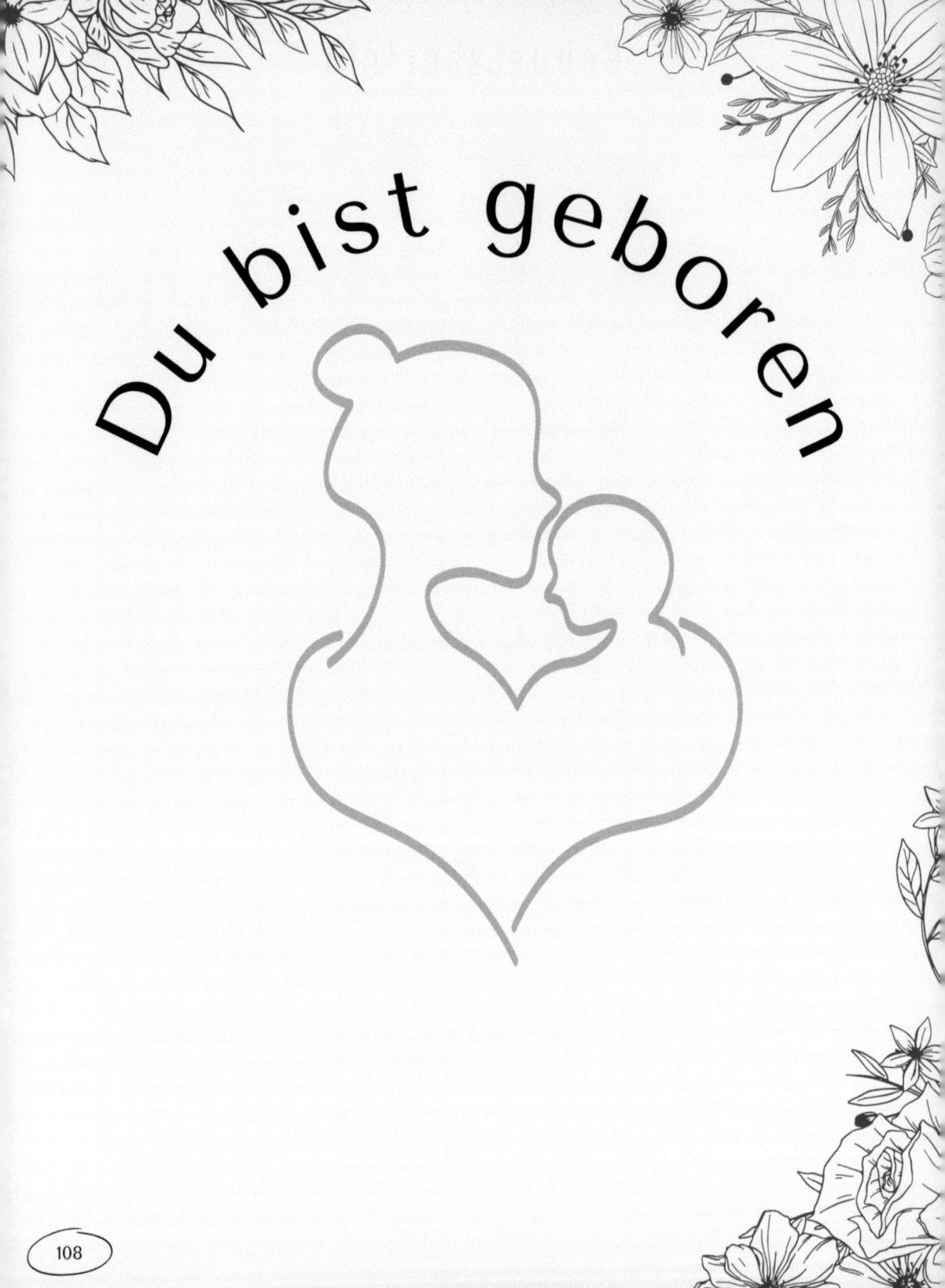

Du bist geboren

Deine Geburt

Name deines Babys: _____ ♥ _____

Geboren am:_____ ♥ _____

Die ersten Geburtsanzeichen:_____ ♥ _____

Die Dauer deiner Geburt:_____ ♥ _____

Zwischendurch habe ich mir gewünscht: _____ ♥ _____

Die Klinik war:_____ ♥ _____

Die Hebammen und Ärzte haben:_____ ♥ _____

Der Himmel war an diesem Tag:_____ ♥ _____

Bei deiner Geburt waren dabei:_____ ♥ _____

Papa ging es:_____ ♥ _____

Schlagzeile einer Zeitung vom Tag deiner Geburt:

Erstes Foto

Meine ersten Gefühle als Mama:

So war unser erster gemeinsamer Tag

_____

_____

_____

_____

_____

Unser erstes Familien Foto:

Datum:_____ ♥ _____

Rund um den Schlaf

Infos rund um die Babykleidung

Jeder Mensch reagiert unterschiedlich auf Wärme und Kälte. Daher gibt es nicht die eine Empfehlung für die Kleidung, die für alle passt. Um sicherzustellen, dass dein Baby angemessen gekleidet ist, kannst du regelmäßig den Nackentest durchführen.

So machst du es:

Lege 2 Finger in den Halsausschnitt am Nacken.

Wenn der Nacken warm und trocken ist, fühlt sich dein Baby wohl.
Wenn der Nacken heiß und schwitzig ist, ist es zu warm angezogen.
Wenn der Nacken kalt ist, ist es zu dünn angezogen.

Es ist wichtig zu beachten, dass kalte Hände und Füße nicht zwingend darauf hindeuten, dass dein Baby friert.
Kleide dein Baby nach dem Zwiebelprinzip, indem du mehrere dünnere Schichten anziehst, anstatt wenige dicke Schichten. Zwischen den Schichten entstehen Luftpolster, die eine gute Isolierung bieten. Wenn die Temperatur während des Tages stark schwankt, ermöglicht das Zwiebelprinzip auch ein einfaches An- oder Ausziehen. Die folgenden Kleidungsempfehlungen für dein Baby dienen als grobe Richtlinie.

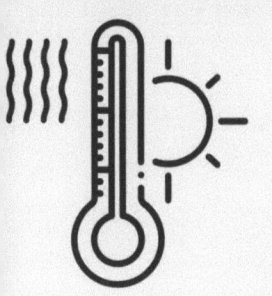

Gesunder Babyschlaf

27+ °C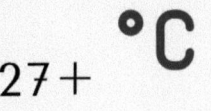

Windel

26 °C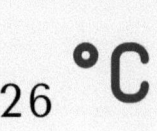

Body

24-25 °C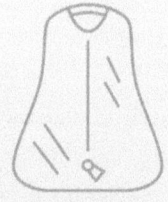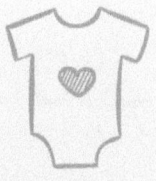

Schlafsack   Body

22-23 °C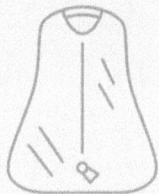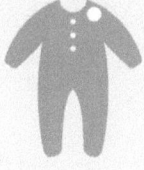

Schlafsack   Onesie

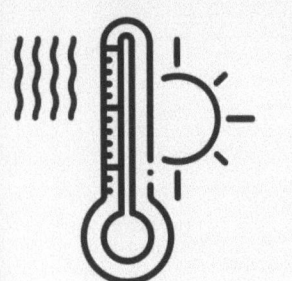

Gesunder Babyschlaf

20-21 °C

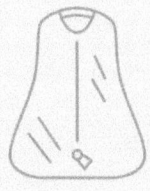
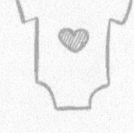
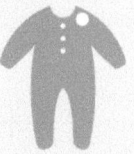

Schlafanzug   Body   Onesie

18-19 °C

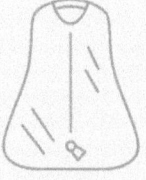
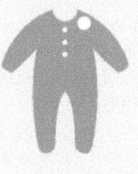
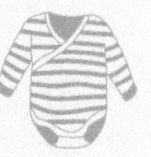

Schlafanzug   Onesie   Langarmbody

16-17 °C

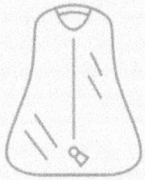
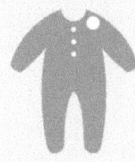
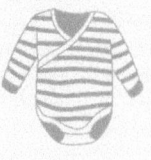

Schlafanzug   Onesie   Langarmbody

15 °C

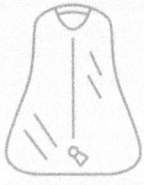
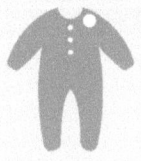
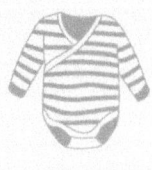
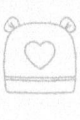

Schlafanzug   Onesie   Langarmbody   Mütze

Schlafroutine

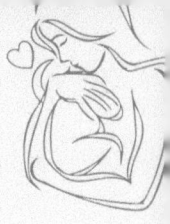

Die Einführung einer Schlafroutine für dein Baby kann dazu beitragen, einen gesunden Schlaf-Wach-Rhythmus zu etablieren.

Hier sind einige Tipps für eine Babyschlafroutine:

1. <u>Regelmäßige Schlafenszeiten:</u> Versuche, jeden Tag zur gleichen Zeit mit dem Zubettgehen zu beginnen. Eine konstante Schlafenszeit hilft, den natürlichen Schlafzyklus deines Babys zu regulieren.
2. <u>Beruhigendes Ritual:</u> Einführen eines beruhigenden Rituals vor dem Schlafengehen, wie zum Beispiel ein warmes Bad, sanftes Schaukeln oder ein beruhigendes Lied. Dies signalisiert deinem Baby, dass es Zeit ist, sich zu entspannen.
3. <u>Komfortable Schlafumgebung:</u> Stelle sicher, dass die Schlafumgebung deines Babys gemütlich und sicher ist. Eine angemessene Raumtemperatur, gedämpftes Licht und eventuell ein beruhigendes Nachtlicht können dabei helfen.
4. <u>Windelwechsel und Fütterung:</u> Bevor du dein Baby ins Bett bringst, sorge dafür, dass es frisch gewickelt und nicht hungrig ist. Dies hilft, Unterbrechungen während des Schlafes zu minimieren.
5. <u>Vermeide Überstimulation:</u> Reduziere vor dem Zubettgehen stimulierende Aktivitäten. Spiele ruhige Spiele und vermeide laute Geräusche.
6. <u>Beobachtung von Müdigkeitssignalen:</u> Achte auf Zeichen von Müdigkeit, wie Augenreiben oder Gähnen, und lege dein Baby rechtzeitig ins Bett, um Übermüdung zu vermeiden.
7. <u>Konsistenz:</u> Halte die Schlafroutine so konstant wie möglich ein, auch während Wochenenden oder besonderen Anlässen. Konsistenz hilft dabei, dass dein Baby sich sicher und behutsam fühlt.

Schlafroutine

Es ist wichtig zu beachten, dass jede Routine individuell angepasst werden sollte, basierend auf den Bedürfnissen deines Babys und der familiären Lebenssituation. Experimentiere mit verschiedenen Elementen und passe die Routine an, um herauszufinden, was am besten für dein Baby funktioniert.

Auf der nächsten Seite findest du eine Richtline zum Babyschlaf Zyklus auch hier gilt jedes Baby ist anders und diese Tabelle ist nur eine Hilfestellung um Übermüdung zu erkennen oder eine Einschätzung zu bekommen, wie viel dein Baby schlafen sollte.

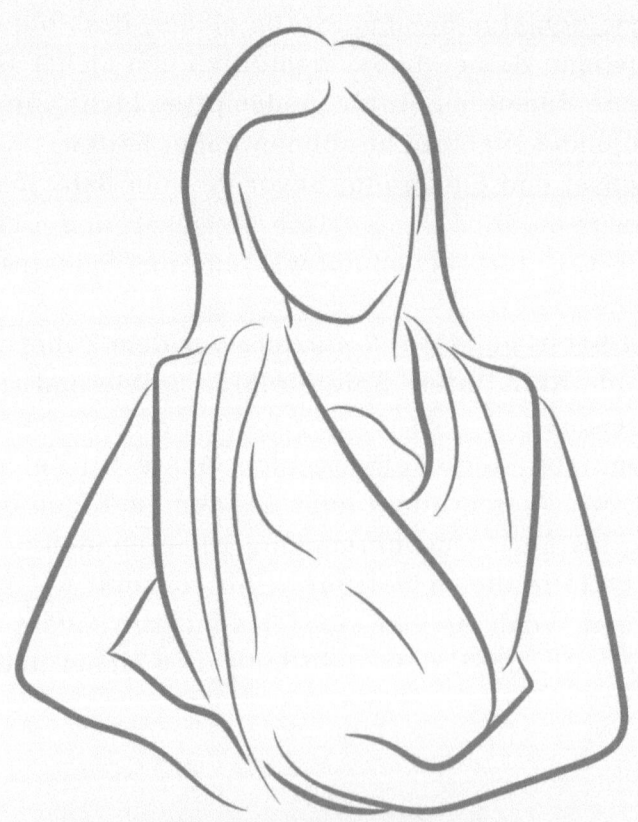

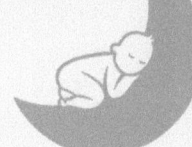

Baby Schlaf Zyklus

Alter	Wachphase	Naps	Max. Tag Schlaf	Insgesamt Schlaf
1 Monat	45-60 Min	4+	5-6 Std.	14-17 Std.
2 Monate	1.15-1.30 Std.	4+	5 Std.	14-17 Std.
3 Monate	1.15-1.30 Std.	3-4	4 Std.	14-17 Std.
4 Monate	2-2.30 Std.	3-4	3.30 Std.	12-15 Std.
5 Monate	2.15-2.45 Std.	3	3.15 Std.	12-15 Std.
6 Monate	2.30-/3-4 Std.	2-3*	2.45 Std.	12-15 Std.
7 Monate	2.30/3-4 Std.	2-3*	2.45 Std.	12-15 Std.
8 Monate	2.30/3.30-4.15 Std	2-3*	2.30 Std.	12-15 Std.
9 Monate	2.30/3.30-4.15 Std	2	2.30 Std.	12-15 Std.
10 Monate	2.30/3.30-4.30 Std	2	2.30 Std.	12-15 Std.
11 Monate	2.30/3.30-4.30 Std	2	2.30 Std.	12-15 Std.
12-15 Mon.	2.30/3.30-4.30 Std	1-2*	2.30 Std.	11-14 Std.
15-18 Mon.	4.30-6 Std	1-2*	2.15 Std.	11-14 Std.
18-24 Mon.	4.30-6.30 Std	1	2 Std.	11-14 Std.
2-2,5 Jahre	4.30-6.30 Std	1	1.30-2 Std.	11-14 Std.
2,5-3 Jahre	4.30-6.30 Std	0-1	45-60 Min.	11-14 Std.

Min. = Minuten
Std. = Stunden
Mon. = Monate
*= Nap Übergang

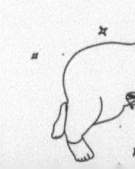

Dein Wochenbett

Vorbereitung auf das Wochenbett

 Plane dein Wochenbett. Welche Erledigungen müssen getan werden und wer kann sie machen?

 Setzte realistische Ziele/mach dir von Anfang an klar dass es z.B. nicht immer gleich mit dem Stillen klappt.

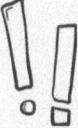 Setzte deine Regeln im Voraus fest. (z.B. Besuch von Familie und Freunden)

 Erstelle eine Liste von Kinderarzt, Hebamme, Frauenarzt etc. damit dein Partner auch Dinge erledigen kann.

 Wenn du eine Hebamme oder Doula hast, nutze Sie!

 Sei ehrlich was deine Gefühle angeht. Geht es dir schlecht, dann sprich darüber.

Wochenbett-Depression erkennen:

- Stimmungsschwankungen
- Leicht reizbar
- Es fällt dir schwer Entscheidungen zu treffen
- Appetitlosigkeit
- Übermüdet
- Schlaflose Nächte

Suche dir Hilfe, wenn deine Symptome länger als 2 Wochen anhalten. Rede mit einer vertrauten Person über deine Gefühle und frage deine Hebamme oder deinen Frauenarzt um Rat.

Regeln für Das Wochenbett

1. Besuche bitte anmelden
2. Bitte Hände waschen, wenn du das Baby hältst
3. Bitte keine Besuche, wenn du krank bist
4. Bitte keine Ratschläge
5. Bitte halte den Besuch kurz
6. Wenn das Baby weint, gib es zu Mama
7. Keine Küsse für das Baby
8. Bitte unterstütze die Mama
9. Bitte trage kein Parfüm
10. Bitte fragen, bevor ein Foto des Babys auf Social Media gepostet wird

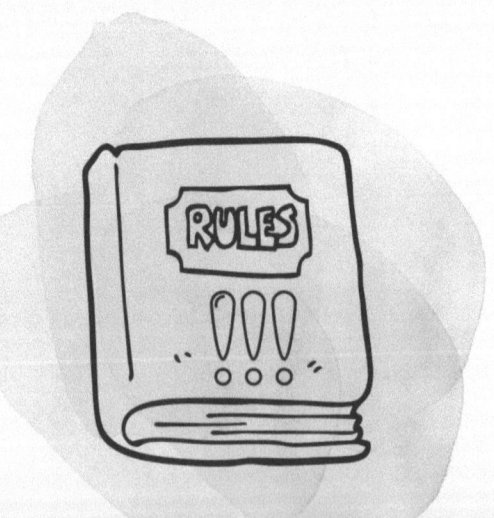

Unsere Regeln fürs Wochenbett

1. _____ ♥ _____

2. _____ ♥ _____

3. _____ ♥ _____

4. _____ ♥ _____

5. _____ ♥ _____

6. _____ ♥ _____

7. _____ ♥ _____

8. _____ ♥ _____

9. _____ ♥ _____

Die 5-5-5 Regel

Die 5-5-5-Regel ist eine nützliche Richtlinie, die du bei der Planung des Wochenbettes nutzen kannst um dich optimal zu erholen!
Es fördert nicht nur eine optimale Ruhe und körperliche Erholung nach der Geburt deines Babys, sondern fördert auch die Bindung und lässt allen Familienmitgliedern die Möglichkeit, sich gemeinsam einzuleben!

Die 5-5-5-Regel ist ideal für Bindung und Erholung, ist aber möglicherweise nicht realistisch für alle Familien!

So funktionierts: DIE ERSTEN 15 TAGE

5 Tage im Bett:

- Bleibe zu Hause, wenn möglich

- Schlafe so viel wie möglich

- Konzentriere dich auf Haut-an-Haut Kontakt

- Lerne die Fütterungs-Cues deines Babys

- Befasse dich mit dem Stillen, anlegen & Co.

- Partner, Familie, andere Unterstützungspersonen können Mahlzeiten, Wasser mitbringen und dir etwas gutes tun

5 Tage auf dem Bett:

- Mehr aufrecht im Bett sitzen

- Mehr Haut-an-Haut Kontakt

- On-Demand-Stillen

- Lesen und malen mit älteren Kindern

- Säuglingspflege wie Windelwechsel kann von dir oder von einer unterstützenden Person durchgeführt werden

5 Tage Bettnähe:

Ruhe sollte immer noch dein Fokus sein

On-Demand-Stillen

Bade dein Baby (wenn der Bauchnabel ab ist)

Falte die Wäsche, wenn du dich dazu bereit fühlst

Leichte Aktivitäten

Beschränke das Stehen auf 30 Minuten

Wochenbett Heiltipps

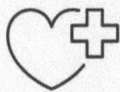 Für die optimale Heilung im Wochenbett ist es am besten, deine Wunden regelmäßig zu lüften.

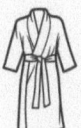 <u>TIPP:</u> Trage ein Nachthemd im Wochenbett und lege dich hin und wieder auf ein Handtuch ohne Binde und ohne Wochenbetthose.

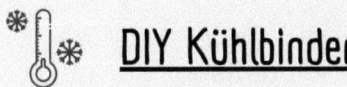 ## DIY Kühlbinden

Für eine optimale Heilung ist es sinnvoll, die Wunde regelmäßig zu kühlen. Hierfür kannst du deine eigenen Binden herstellen:

Was brauche ich:

- einen sauberen Löffel
- eine Saubere Unterlage
- große Binden
- Gefrierbeutel
- Handschuhe

Beispiele für Binden Varianten:

- Aloe Vera (Clear)
- Lavendelöl Tropfen
- Olivenöl
- Arnika Tinktur
- Calendula Essenz

<u>So Geht's:</u>

Die saubere Unterlage ausbreiten und die Binden öffnen. Handschuhe anziehen und mit dem Löffel das Aloe Vera auf den Binden verteilen, dann noch das gewünschte Öl hinzufügen. Die Binden wieder zusammenklappen und in einem Gefrierbeutel in den Gefrierschrank legen. Haltbarkeit im Gefrierschrank: bis zu 6 Monate.

Baby Apotheke

Medikamente:

- Benuron (ab 3Kg)
- Nurofen (ab 3 Mo)
- Lafex (von 0 Mo)
- Vitamin-D Tropfen
- Baby Nasentropfen
- Baby Augentropfen
- Octenisept Spray
- Zink salbe

Weitere Ausstattung:

- Sterile Tupfer
- Wattepads
- Baby Wattestäbchen
- Fieberthermometer
- Traubenkernkissen
- Erkältungsbad für Babys

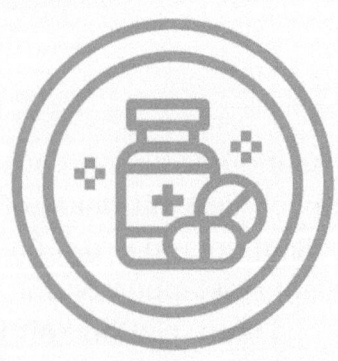

Bewährte Hausmittel

Fieber senken:

- Lauwarme Wickel auf Stirn und Nacken legen
- Viel Flüssigkeit anbieten, um Austrocknung zu verhindern

Verstopfte Nase:

- Salzwassertropfen, Sprays oder Muttermilch für die Nasenspülung verwenden
- Ein Luftbefeuchter im Raum kann helfen, die Luftfeuchtigkeit zu erhöhen

Bauchschmerzen oder Blähungen:

- Sanfte Bauchmassagen durchführen
- Wärme auf den Bauch legen, z.B. mit einer Wärmflasche oder einem warmen Handtuch

Husten:

- Honig (nach dem 1. Geburtstag) wirkt beruhigend
- Luftfeuchtigkeit hoch halten

Windelausschlag:

- Häufiges wickeln und reinigen
- Vermeidung von reizenden Substanzen wie Duftstoffen

Zahnschmerzen:

- Ein gekühlter Beißring kann das Zahnfleisch beruhigen
- Ein sauberer Finger zur sanften Massage des Zahnfleisches

Ohrenschmerzen:

- Ein warmer Waschlappen auf dem betroffenen Ohr
- Aufrechte Position während des Fütterns, um den Druck zu minimieren

Schlafprobleme:

- Ein ruhiges Schlafumfeld schaffen
- Schlaflieder oder rauschen können beruhigend wirken

Reisen mit Baby

TRAVEL

LITTLE EXPLORER

Unsere erste Familienreise

_____

_____

_____

_____

_____

Unser erstes Reisefoto

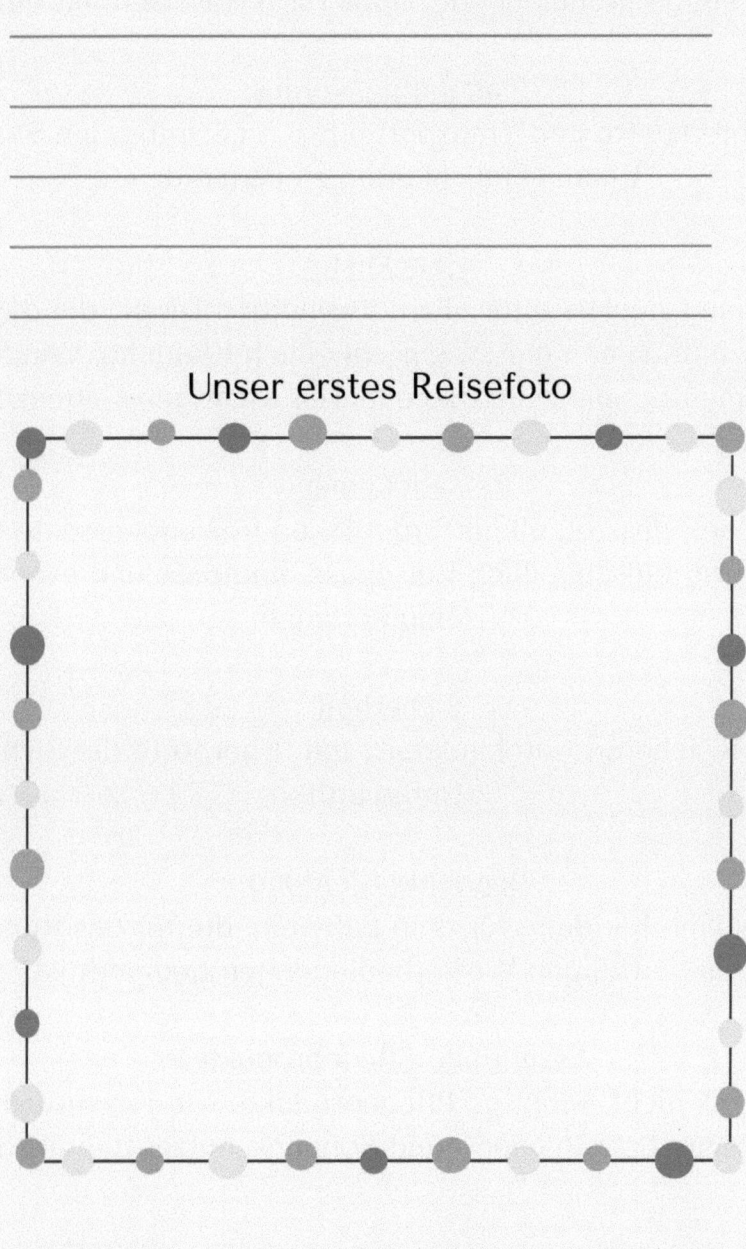

Datum:_____ ♥ _____

Reisevorbereitung

Hier sind einige grundlegende Tipps für das Reisen mit einem Baby:

Planung im Voraus:
Buche Unterkünfte und Transportmittel rechtzeitig, um Stress und Unannehmlichkeiten zu vermeiden.

Checkliste:
Erstelle eine Checkliste für alle notwendigen Dinge, die du für dein Baby mitnehmen musst, einschließlich Kleidung, Windeln, Medikamente, Spielzeug und anderen wichtigen Gegenständen.

Reisedokumente:
Stelle sicher, dass du alle erforderlichen Reisedokumente für dein Baby hast, einschließlich Reisepass, Impfpass und eventuelle Visumunterlagen.

Sicherheit:
Nimm einen sicheren Autokindersitz mit. Überprüfe die Sicherheit der Unterkunft.

Bequeme Kleidung:
Packe bequeme Kleidung für dein Baby ein, die für das Reiseziel und die jeweiligen Wetterbedingungen geeignet ist.

Essentielle Pflegeprodukte:
Vergiss nicht, wichtige Pflegeprodukte wie Feuchttücher, Windelcreme, Babyshampoo und Sonnenschutzmittel einzupacken.

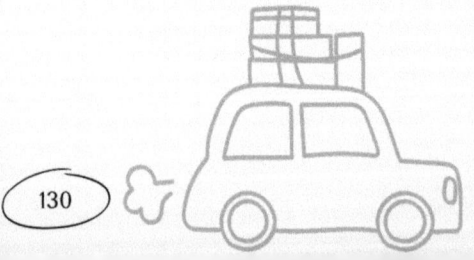

Reisevorbereitung

Notfallapotheke:
Packe eine kleine Notfallapotheke mit Medikamenten gegen Fieber, Schmerzen, Erkältungen und andere häufige Beschwerden ein.

Zeitplan:
Versuche, den normalen Zeitplan deines Babys so gut wie möglich einzuhalten, insbesondere bei Schlafens- und Essenszeiten.

Pausen:
Plane regelmäßige Pausen während der Reise, um dein Baby zu füttern, wickeln und sich auszuruhen.

Unterhaltung:
Nimm Spielzeug, Bücher oder andere Unterhaltungsgegenstände mit, um dein Baby während der Reise zu beschäftigen.

Flexibilität:
Sei flexibel und bereit, Pläne anzupassen. Babys können unvorhersehbar sein und es ist wichtig, sich auf Veränderungen frühzeitig einzustellen.

Entspannt bleiben:
Versuche, während der Reise gelassen zu bleiben und dich nicht zu stressen. Dein Baby spürt deine Stimmung und wird sich entspannter fühlen, wenn du es auch bist.

Mit einer guten Planung und Vorbereitung kann das Reisen mit einem Baby eine tolle Erfahrung sein. Genießt die gemeinsame Zeit und sammelt unvergessliche Erinnerungen!

2 Tage Versorgung für das Baby
Sofort griffbereit im Flugzeug

Wickelbeutel:

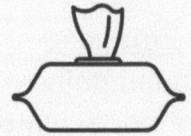

Feuchttücher X1 (30 Stück)

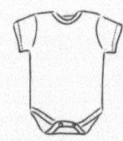

Bodie/Klamotten X2

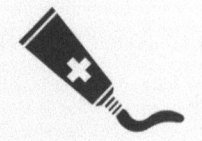

Wundschutz-creme X1

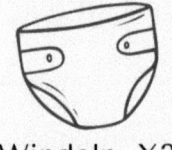

Windeln X3

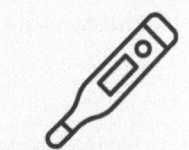

Fieberthermometer X1

Wickeltasche:

- 4-6 Windeln
- 1 Set Babykleidung
- 1 Oberteil für Mama
- 1 Spucktuch
- Wundschutz-Creme
- 10 Windelbeutel
- 2 Spielzeuge
- 1 Kette fürs Spielzeug
- 1 Kuscheltier

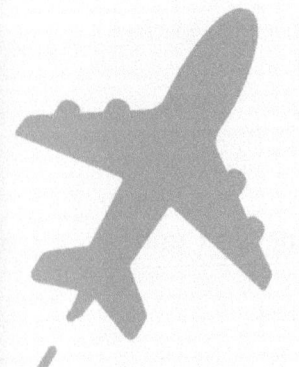

2 Tage Versorgung für das Baby
Sofort griffbereit im Flugzeug

Bei Flaschenbabys:

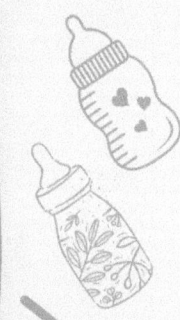

- 1 Thermoskanne mit heißem Wasser
- 2+ Milchflaschen mit kaltem Wasser
- Milchpulverportionierer mit genug Portionen
- 1 Lätzchen
- 4 Einmal-Lätzchen

Bei einem Kleinkind:

- Wasserflasche
- Essen für dein Kind
- 2 Babylöffel
- 1 Lätzchen
- 1 Silikonlätzchen mit Auffangschale
- Snacks (Obst, Brezeln etc.)

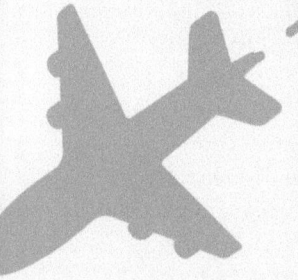

2 Tage Versorgung für das Baby
Sofort griffbereit im Flugzeug

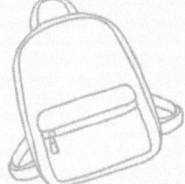

Essenzielles-Tasche:

- Gesichtstücher
- Desinfektionstücher
- Taschentücher
- Nasentropfen
- Schnullertasche mit Ersatzschnuller
- Schnullerkette
- Ohrstöpsel
- Mülltüte
- Essen für Mama
- Smartphone

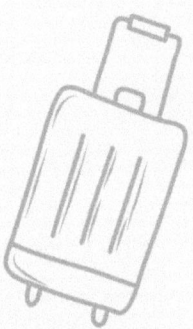

Die Reserven:

Essensreserve:
- 2x Wasser
- Rest. Milchflaschen
- 1 Milchpulver
- 1 Plastikmesser
- 1 Klemme
- Reserve-Essen

Wickelreserve:

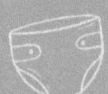 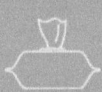

Windeln (10 Stück)   Feuchttücher (30 Stück)

MAMA Reserve:
- Zahnbürste
- Deo-Tuch
- Mini Haarbürste
- Kopfschmerztabletten
- Augentropfen
- Nasenspray
- Flaschenreinigung
- Handcreme
- Desinfektion
- Medikamente Baby
- Milchpumpe
- Handyladegerät
- Tragetuch/Trage

Flaschenreinigung:
- Sterilisierbeutel für Mikrowellen
- Draht-Flaschenbürste
- Mini-Spülmittel

Klamottenreserve:
- 2 Sets Babykleidung
- 1 Schlafsack/Decke
- 1 Spucktuch
- 1 Lätzchen

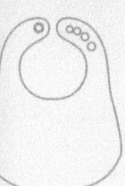
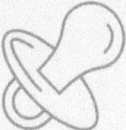

Shopping Liste - Reisen
Online Shop

BABY ESSENTIALS

- ☐ Wickelunterlage
- ☐ Trolley/Handgepäckkoffer
- ☐ Kinderwagenkette
- ☐ Schnullerkette (abwaschbar)
- ☐ Schnullerbox
- ☐ Mikrowellen Sterilisierbeutel
- ☐ Auslaufsichere Wasserflasche
- ☐ Große Spucktücher
- ☐ Ohrstöpsel für Druckausgleich (ab 1 Jahr)

FLASCHEN & BREI BABYS

- ☐ Thermoskanne
- ☐ Thermobehälter für Brei
- ☐ Biegsame Flaschenbürste
- ☐ Silikonlätzchen mit Auffangschale

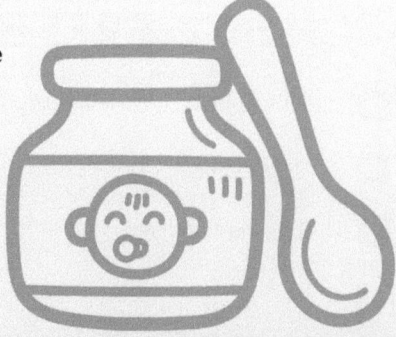

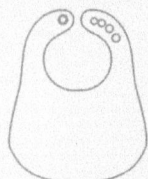

Shopping Liste - Reisen
Drogeriemarkt

BABY ESSENTIALS

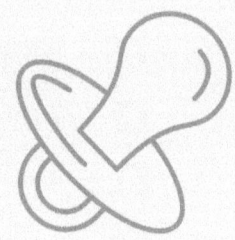

- ☐ 20 Windeln
- ☐ Feuchte Waschlappen fürs Gesicht
- ☐ 2* 30 Stück Feuchttücher Packung
- ☐ Windelbeutel
- ☐ Nasentropfen (Meersalz)

FÜR MAMAS

- ☐ Wundschutzcreme
- ☐ Spülmittel
- ☐ Zahnpasta
- ☐ Handcreme
- ☐ Handdesinfektion
- ☐ Taschentücher
- ☐ Deotücher
- ☐ Klapp-Haarbürste
- ☐ Reisezahnbürste

FLASCHEN & BREI BABYS

- ☐ Milchpulver Portionierer (oder vor portioniert)
- ☐ Milchpulver, Gläschen
- ☐ Einweg Lätzchen

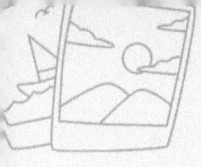

Shopping Liste - Reisen
Reiseapotheke

BABYS MIT ERKÄLTUNGSBESCHWERDEN

- ☐ Nasensauger
- ☐ Meersalz Nasentropfen
- ☐ Abschwellende Nasentropfen
- ☐ Bei grippalen Infekten: Streukügelchen

BABYS MIT SCHMERZEN UND FIEBER

- ☐ Fieberthermometer
- ☐ Für Babys zwischen 3 und 6 Monaten (ab 6kg): Zäpfchen
- ☐ Für Babys ab 6 Monaten / 5kg: Junior Fiebersaft

BABYS MIT BAUCHSCHMERZEN

- ☐ Bei Durchfall und Flüssigkeitsverlust: Elektrolytlösung

BESONDERHEITEN BABY:

- ☐ Zahnungsbeschwerden: Globuli Zuckerfrei
- ☐ Entzündungen im Windelbereich: Heilsalbe mit Nystatin und Zinkoxid
- ☐ Insektenstiche: Gel gegen Stiche
- ☐ Insektenschutz: Kinder-Spray Lotion (ab 6 Monaten)

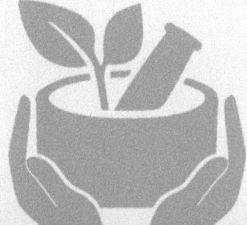

Wer bin ich?

Liebe werdende Mamas!

Mein Name ist Lina und ich befinde mich in der wunderbaren Welt einer stolzen Mutter. Als Mutter eines aufgeweckten kleinen Babys und als jemand, der das Mama Sein gerade erst selbst entdeckt, habe ich mich dazu entschlossen, dieses Buch zu schreiben.
In meiner Elternzeit, zwischen Windeln wechseln und kurzen Nächten, ist mir aufgefallen, dass viele werdende Mütter ähnliche Fragen und Unsicherheiten haben, wie ich in dieser Zeit.
Nach einigen Stunden auf den sozialen Medien, wo ich mich durch eine endlose Flut von Schwangerschaftsfragen kämpfte, beschloss ich, mein Wissen, meine Erfahrungen und meinen eigenen Blick auf die Welt der Schwangerschaft in diesem Buch zu teilen.

Ich hoffe, es bringt euch genauso viel Freude, Struktur und Erleichterung, wie es mir gebracht hat!

Folge mir gerne auf meinen sozialen Kanälen für mehr aktuellen Mama Content.

bumptobaby.101   sprachmamalina